Die Fachhochschule Münster zeichnet jährlich hervorragende Abschlussarbeiten aus allen Fachbereichen der Hochschule aus. Unter dem Dach der vier Säulen Ingenieurwesen, Soziales, Gestaltung und Wirtschaft bietet die Fachhochschule Münster eine enorme Breite an fachspezifischen Arbeitsgebieten. Die in der Reihe publizierten Masterarbeiten bilden dabei die umfassende, thematische Vielfalt sowie die Expertise der Nachwuchswissenschaftler dieses Hochschulstandortes ab.

Doreen Madeleine Strzys

Vom fachpraktischen Unterricht zur Simulation in der Pflege

Ein Konzept zum
simulationsbasierten Lernen am
Beispiel der perioperativen Pflege
im Rahmen der generalistischen
Pflegeausbildung

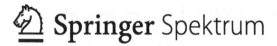

Springer Spektrum

Doreen Madeleine Strzys
Münster, Deutschland

ISSN 2570-3307   ISSN 2570-3315   (electronic)
Forschungsreihe der FH Münster
ISBN 978-3-658-43177-8   ISBN 978-3-658-43178-5   (eBook)
https://doi.org/10.1007/978-3-658-43178-5

Die Deutsche Nationalbibliothek verzeichnet diese Publikation in der Deutschen Nationalbibliografie; detaillierte bibliografische Daten sind im Internet über http://dnb.d-nb.de abrufbar.

Planung/Lektorat: Marija Kojic
Springer Spektrum ist ein Imprint der eingetragenen Gesellschaft Springer Fachmedien Wiesbaden GmbH und ist ein Teil von Springer Nature.
Die Anschrift der Gesellschaft ist: Abraham-Lincoln-Str. 46, 65189 Wiesbaden, Germany

Das Papier dieses Produkts ist recyclebar.

Geleitwort

Dieses Buch entstand im Rahmen einer Masterthesis an der FH Münster im Fachbereich Gesundheit. Zentraler Bestandteil der vorliegenden Veröffentlichung ist die praxisorientierte Entwicklung eines Simulationskonzeptes innerhalb eines bestehenden schulinternen Curriculums für die generalistische Ausbildung in der Pflege. Dieses Buch verfolgt das Ziel, die Weiterentwicklung des dritten Lernorts zu fördern und den Theorie-Praxis-Transfer durch das simulationsbasierte Lernen zu verbessern.

Das zentrale Ziel eines Skills Trainings sowie einer Simulation besteht darin, die berufliche Handlungskompetenz eines jeden Lernenden zu fördern, sodass dieser im realen Berufskontext zukünftig reflektiert, kompetent und selbstorganisiert handeln kann. Dabei werden die Lernende an ein selbstgesteuertes berufliches Handeln herangeführt.

Simulation basiert auf konstruktivistischen Lerntheorien. Lernen gilt dabei als Entdeckungsprozess, in dem Lernende versuchen Probleme zu verstehen. Es können Wissen und Fertigkeiten erlangt oder verbessert, sowie eine professionsorientierte Haltung entwickelt werden.

Als Voraussetzung für simulationsbasierte Lernerfahrungen gilt eine sichere Lernumgebung, die geprägt ist durch eine geschützte und emotional positive Atmosphäre.

Frau Strzys stützt sich bei ihrer Konzeptentwicklung auf eine breite systematische Literaturrecherche. Diese ist für die Leserinnen und Leser dieses Buches dahingehend dienlich, da sie eine wertvolle Grundlage zur Fundierung einer simulationsbasierten konstruktivistischen Didaktik darstellt und eine Orientierung für institutionsspezifische Implementierungen bietet. Das exemplarische Skilltraining und die Simulation wurden ergänzend auf Grundlage der an die in Anlehnung an den amerikanischen INACL-Standards (International Nursing Association for Clinical Simulation and Learning) zur Umsetzung des simulationsbasierten Lehrens und Lernens entwickelten Leitlinie des „SimNAT Pflege e.V." (https://www.simnat-pflege.net/de/simnat/visionen/) geplant und ausgestaltet.

Im vorliegenden Buch wird ein Konzept zum simulationsbasierten Lernen, welches exemplarisch ausgearbeitet und direkt an einer Ausbildungsinstitution für die Pflegeausbildung übernommen und evaluiert wurde, praxisorientiert vorgestellt.

Die Inhalte verdeutlichen anschaulich, dass durch das simulationsbasierte Lernen Auszubildende ihre Fähigkeiten und ihr Fachwissen erweitern können. Es unterstützt sie dabei, ausgewählte Pflegesituationen genauer einzuschätzen und das reflektierte Entscheidungsvermögen zu fördern. Zudem wird erkennbar, dass die Selbstwirksamkeit von Auszubildenden gestärkt und zielgerichtet ihre kommunikativen und kooperativen Kompetenzen gefördert werden können.

Dies ist gerade vor dem Hintergrund, dass digitales und auch flexibles Lernen in der Berufspraxis zunehmend gefordert werden von hoher didaktischer Relevanz.

Die praxisorientierte Ausbildung bedeutet in diesem Kontext immer auch die Anbahnung von hermeneutischen Kompetenzen, des Verstehens eines individuellen Falls und die situative Reflexion der besonderen berufspraktischen Umsetzungsnotwendigkeiten, vor dem Hintergrund eines kontextuell anzupassenden allgemeingültigem Regelwissens, das am theoretischem Lernort im Vorfeld vermittelt wurde.

Dieser Praxisbezug kann über die Simulation von authentischen, komplexen Arbeitssituationen im Simulationszentrum/ Skills Lab einer Ausbildungsinstitution erlebbar, reflektierbar und der kompetenzorientierten Entwicklungsmöglichkeit der Auszubildenden zugänglich gemacht werden.

Viel Freude beim Lesen

Meike Schwermann

Zusammenfassung

Hintergrund: Der Pflegeberuf erfordert durch seine Komplexität neben hohem Fachwissen und einer ausgeprägten Sozialkompetenz auch das sichere Anwenden von praktischen Fertigkeiten. Der Rahmenlehrplan für den Unterricht in der Pflegeausbildung empfiehlt, dass der Unterricht eine nahe Handlungsorientierung aufweist. Der fachpraktische Unterricht ist bereits seit Jahren im Pflegeunterricht etabliert und praktische Übungen werden je nach Unterrichtsthema in den theoretischen Unterricht integriert. Die Durchführung von Simulationen hingegen ist an deutschen Pflegeschulen noch nicht selbstverständlich. Die vorliegende Arbeit widmet sich der Konzepterstellung zum simulationsbasierten Lernen am Beispiel der perioperativen Pflege.

Ziel: Zentraler Bestandteil der vorliegenden Arbeit ist die Entwicklung eines Simulationskonzeptes innerhalb eines bestehenden schulinternen Curriculums. Daraus entwickeln sich folgende zentrale Fragestellungen: „Welche Lern-Effekte zeigen sich bei Auszubildenden durch das Training unter simulativen Bedingungen?" und „Welche Merkmale weist ein Konzept zum simulationsbasierten Lernen auf, damit positive Lern-Effekte erzielt werden können und wie muss dieses Konzept gestaltet sein?" Die Arbeit verfolgt des Weiteren das Ziel, die Weiterentwicklung des dritten Lernorts zu fördern und den Theorie-Praxis-Transfer durch das Lernen in Simulationsszenarios zu verbessern.

Methode: Zur Beantwortung der Forschungsfragen erfolgte eine systematische Literaturrecherche. Zur Erstellung der Konzeption dient die Theorie der Simulation nach Jeffries als Grundlage für das Simulationsszenario. Das exemplarische

Skilltraining und die Simulation wurden auf Grundlage der Leitlinie des „SimNat Pflege" geplant und ausgestaltet.

Ergebnisse: Das Ergebnis der vorliegenden Arbeit ist ein Konzept zum simulationsbasierten Lernen, welches exemplarisch ausgearbeitet wurde. Durch das simulationsbasierte Lernen erweitern Auszubildende ihre Fähigkeiten und ihr Fachwissen. Pflegesituationen können durch Auszubildende genauer eingeschätzt werden und das Entscheidungsvermögen wird gefördert. Zudem wird das Selbstbewusstsein von Auszubildenden gestärkt und sie schulen ihre kommunikativen und kooperativen Kompetenzen.

Fazit: Bevor das geplante Konzept als fester Bestandteil in das schulinterne Curriculum eingebettet wird, empfiehlt sich ein Pretest der Skilltrainings und der Simulation. In einem Pretest zeigt sich die Praktikabilität speziell für das Simulationsszenario. Festzuhalten ist, dass positive Lerneffekte erzielt werden können und Simulationskonzepte als Teil des dritten Lernorts in die Pflegeausbildung implementiert werden sollten.

Abstract

Background: Due to its complexity professional nursing requires – alongside of a high level of expertise and distinctive social skills – the safe application of practical skills. The core curriculum of the nursing education recommends a task-based learning. Applicatory training courses are already established and practical exercises are integrated into the theoretical teaching according to the subject. In contrast, the usage of simulations is not a natural part of the teaching at German schools for nursing so far. This work deals with the development of a concept for simulation-based learning using perioperative care as an example.

Aim: The central aspect of this work is the development of a concept for a simulation within the framework of an existing curriculum. This leads to two central questions: "Which are the learning effects of simulations in apprentice nurses?" and "Which are the characteristics of a concept for simulation-based learning for leading to positive learning effects and how must the concept be designed?" In addition, this work aims to promote the further development of the third place of learning and to improve the theory-practice-transfer via learning with simulation scenarios.

Methods: To answer the above mentioned central questions of this work, I systematically surveyed the current state of the literature. The development of the simulation concept is based on the theory for simulations by Jeffries. The skill-training example and simulation are conceptualized and formed according to the guideline „SimNat Pflege".

Results: The main result of this work is a concept for simulation-based learning, which was elaborated exemplarily. Using simulation-based learning, apprentice nurses develop their skills and expertise. The trainees will be able to access nursing situations more precisely and their ability to take decision is improved. Furthermore, this approach boosts the self-confidence of the trainees and they practice their communicative and cooperative competences.

Conclusion: Before the developed concept can be integrated into the curriculum, a pretest of the skill-training and simulation is recommended. A pretest can demonstrate the practicability of the simulation scenario. Finally, I can conclude that simulation-concepts lead to positive learning effects and should become part of the third place of learning within the nursing education.

Inhaltsverzeichnis

Abkürzungsverzeichnis

CE   Curriculare Einheit
CRP   C-reaktives Protein
CT   Computertomographie
DQR   Deutscher Qualifikationsrahmen
KMK   Kultusminister Konferenz
LS   Lernsituation
NLN   National League for Nursing
NRS   Numerische Rating-Skala
OP   Operation
PCA   Patient:innenkontrollierte Analgesie
PflAprV   Ausbildungs- und Prüfungsverordnung für die Pflegeberufe
PONV   Postoperative nausea and vomiting
SimNAT   Simulations-Netzwerk Ausbildung und Training in der Pflege
VRS   Verbale Rangskala
ZfG   Zentralschule für Gesundheitsberufe der Alexianer GmbH
ZNS   Zentrales Nervensystem
ZVK   Zentraler Venenkatheter

Abbildungsverzeichnis

Tabellenverzeichnis

Einleitung

Die vorliegende Arbeit widmet sich der Konzepterstellung zum simulationsbasierten Lernen am Beispiel der perioperativen Pflege im Rahmen der generalistischen Pflegeausbildung. Dabei erfolgt zunächst eine Hinführung zur Konzeption, in der der aktuelle Stand der Forschung sowie der theoretische Hintergrund dargestellt werden.

Seit dem 01.01.2020 wurden das Altenpflegegesetz und das Krankenpflegegesetz durch das Pflegeberufegesetz abgelöst. Die Ausbildungszweige Altenpflege, Gesundheits- und Krankenpflege sowie Gesundheits- und Kinderkrankenpflege werden in einer Berufsausbildung mit der Berufsbezeichnung Pflegefachfrau / Pflegefachmann, zusammengefasst. Durch die Zusammenlegung der drei Berufszweige in einer Ausbildung gewinnt der Kompetenzerwerb durch das Lehren und Lernen mit Pflegesituationen im Unterricht zunehmende Bedeutung. Dazu empfiehlt der Rahmenlehrplan, dass sich der Unterricht an „modernen berufspädagogischen Konzepten" orientiert, welche eine nahe Handlungsorientierung aufweisen. (Fachkommission nach §53 PflBG, 2019, S. 5)

Das Training in der Simulation zielt darauf ab, in der Pflegeausbildung realitätsnahe Situationen abzubilden, sodass Auszubildende in einem geschützten Umfeld lernen können und ihre Fähig- sowie Fertigkeiten gezielt erweitern können (Siebert et al., 2018, S. 60). Das Simulationstraining stellt dabei eine Form der Unterrichtsmethode dar (Oelke, Meyer, 2014, S. 366).

„Simulationsbasiertes Lehren und Lernen wird weltweit in der Qualifikation von Pflegenden eingesetzt und gewinnt auch in Deutschland eine immer größere Bedeutung" *(Siebert et al., 2018, S. 59)*.

Zentraler Bestandteil der vorliegenden Arbeit ist die Entwicklung eines Simulationskonzeptes innerhalb eines bereits bestehenden schulinternen Curriculums für die generalistische Ausbildung zur Pflegefachfrau / zum Pflegefachmann. Die

D. M. Strzys, *Vom fachpraktischen Unterricht zur Simulation in der Pflege*, Forschungsreihe der FH Münster, https://doi.org/10.1007/978-3-658-43178-5_1

Autorin dieser Arbeit ist an der Zentralschule für Gesundheitsberufe der Alexianer GmbH (ZfG) in Münster beschäftigt. Das Konzept lehnt sich somit an die Gegebenheiten der Schule und das schulinterne Curriculum an. Das Konzept lässt aufgrund seiner Exemplarität einen Transfer in andere Curricula zu und ist schulübergreifend anwendbar. Des Weiteren werden die Lerneffekte von simulationsbasiertem Lernen dargestellt.

Ausgangslage

Nach Angaben des Bundesministerium für Familie, Senioren, Frauen und Jugend stieg die Zahl der Auszubildenden in den Pflegeberufen im Jahr 2019 um 8,2 % an (bmfsfj, 2020, k.S.). Dennoch nimmt der Mangel an qualifiziertem Fachpersonal in der stationären Versorgung in Deutschland weiter zu. 2035 werden circa 307.000 professionell Pflegende im Gesundheitssektor fehlen (Radke, 2020, k.S.).

Das Berufsbild von professionell Pflegenden ist durch die Begleitung und Unterstützung von gesundheitlich beeinträchtigten Menschen aller Altersstufen geprägt (Elsbernd & Bader, 2019, S. 6). Die Anforderungen an die Berufsgruppe der professionell Pflegenden steigen durch die gesellschaftlichen Veränderungen weiter an und der Bedarf an qualifiziertem Fachpersonal ist hoch (Them, 2018, S. 23). Der Pflegeberuf erfordert durch seine Komplexität neben umfangreichem Fachwissen und einer ausgeprägten Sozialkompetenz auch das sichere Anwenden von praktischen Fertigkeiten (Elsbernd, Bader, 2019, S. 6). Das bedeutet für Auszubildende, dass sie praktische Tätigkeiten erst dann durchführen dürfen, wenn die Sicherheit der zu pflegenden Personen garantiert werden kann (Elsbernd, Bader, 2019, S. 6). Somit gilt es zu überprüfen, wie Auszubildende auf die Arbeit mit zu pflegenden Menschen vorbereitet werden müssen, um fachlich korrekt und sicher zu agieren (Elsbernd, Bader, 2019, S. 6).

Der Unterricht zu den theoretischen Inhalten erfolgt an dem ersten Lernort, der Schule. Die praktischen Anteile der Ausbildung werden beim zweitem Lernort, beispielsweise dem Krankenhaus, durch professionell Pflegende und speziell fortgebildete Praxisanleiter:innen, vermittelt. Lernende bemängeln jedoch, dass sich die vermittelten schulischen Inhalte in der Praxis nicht umsetzen ließen, da hier die Gegebenheiten einen Transfer nicht zuließen. Der dritte Lernort, auch Skills-Lab genannt, bietet Lernenden die Möglichkeit, das Gelernte unter realitätsnahen und geschützten Bedingungen praktisch anzuwenden und zu reflektieren. Dadurch schafft das Lernen in der Simulation eine Brücke zwischen der Theorie und der Praxis. (Fesl, 2018, S. 29)

Die Ausbildung zum Pflegefachmann / zur Pflegefachfrau ist generalistisch orientiert und befähigt die Auszubildenden, nach Ausbildungsabschluss in allen Bereichen der professionellen Pflege tätig zu sein und Menschen aller Altersstufen

zu versorgen (Fachkommission nach §53 PflBG, 2019, S. 5). Dabei liegt der Aus-
bildungsfokus auf der Vermittlung von berufsrelevanten Kompetenzen sowie auf
dem Lernen anhand von exemplarischen Pflegesituationen (Fachkommission nach
§53 PflBG, 2019, S. 5). Die Fachkommission zur Entwicklung des Rahmenlehrplans für das Land Nordrhein-Westfalen hat sich an den gesetzlichen Vorgaben des
Pflegeberufegesetzes orientiert (Fachkommission nach §53 PflBG, 2019, S. 5). Die
Fachkommission beschreibt exemplarische Pflegesituationen als Situationen, die
sich an realen und individuellen Pflegesituationen orientieren und für die Ausbildung
so generalisiert werden, dass sie typische Handlungssituationen der beruflichen
Pflege abbilden. Die Fachkommission spricht im Rahmenlehrplan Empfehlungen
zum Lernen in der Simulation aus, welche ebenfalls dem Situationsprinzip folgen
(Fachkommission nach §53 PflBG, 2019, S. 11). Auch der deutsche Bildungsrat für Pflegeberufe empfiehlt die Einrichtung und den Unterricht in Skills-Labs,
beziehungsweise Trainingszentren zum Kompetenzerwerb in der Pflegeausbildung
(Ammende et al., 2020, S. 6).

Vom fachpraktischen Unterricht zur Simulation in der Pflege
Der fachpraktische Unterricht ist bereits seit Jahren im Pflegeunterricht etabliert
und praktische Übungen werden je nach Unterrichtsthema in den theoretischen
Unterricht integriert. Die Durchführung von Simulationen hingegen ist an deutschen
Pflegeschulen noch nicht selbstverständlich. (Schipf, 2021, S. 32)
   Simulationen wurden ursprünglich im Militär oder der Luftfahrt genutzt und
werden in der Medizin seit den 1970er Jahren zum Training angewandt. Die USA
und die Niederlande gelten als Vorreiter. Bislang verfügen nur wenige Pflegeschulen
in Deutschland über einen eigenen Skills-Lab-Bereich zum Lernen. (Schipf, 2021,
S. 32)
   Doch was genau unterscheidet den fachpraktischen Unterricht von der Simulation in der Pflege? Und wieso ist auch das reine Skilltraining ein wichtiges Element
bei der Durchführung von Simulationen?
   Beim reinen fachpraktischen Unterricht werden einzelne Handlungssituationen praktisch geübt und analysiert. Beispielsweise bildet die Durchführung eines
aseptischen Verbandswechsels eine isolierte Pflegetätigkeit ab und kann nach dem
entsprechenden theoretischen Unterricht fachpraktisch geübt werden. Dies führt
dazu, dass die Lernenden Sicherheit gewinnen und das theoretisch Gelernte praktisch umsetzen können. Es kommt zu keinen unerwarteten Vorkommnissen und die
Handlungsabläufe können durch Wiederholungen verinnerlicht werden. (Thomseth,
Kirsten & Ostheimer-Koch, k.D., S. 3)
   In der beruflichen Pflegepraxis stehen einzelne Handlungen nicht isoliert für
sich, sondern sind ein Teil bei der Versorgung von zu pflegenden Menschen. Die

Aufgabe von Simulationssituationen besteht nunmehr darin, einzelne Pflegetätigkeiten in einen Zusammenhang zu stellen. Die Kompetenzbereiche und -niveaus
werden hierdurch verknüpft. Ein:e Lernende:r wird beispielsweise bei der Durchführung des aseptischen Verbandswechsels auch damit konfrontiert, dass die zu
pflegende Person Ängste und Sorgen äußert oder einen Beratungsbedarf hinsichtlich der Wundversorgung zeigt. Es reicht an dieser Stelle daher nicht mehr aus, den
reinen praktischen Ablauf des aseptischen Verbandswechsels durchführen zu können. Zudem könnte es in einer simulativen Situation dazukommen, dass nicht nur
einzelne Pflegetätigkeiten durchgeführt werden, sondern mehre Handlungsabläufe
passend kombiniert werden müssen. (Thomseth, Kirsten & Ostheimer-Koch, k.D.,
S. 3)

Beispielsweise sollte die Vitalzeichenmessung vor der Mobilisation erfolgen
oder die Inspektion einer Wunde erfolgt während der Durchführung des Verbandwechsels und die Tätigkeit schließt mit einer entsprechenden Wunddokumentation
ab.

Das Lernen anhand von Fertigkeitstrainings und Simulationen nimmt somit an
Bedeutung zu. Das Training im Skills-Lab ermöglicht, dass Lernende ihr explizites
Wissen in implizites Wissen überführen können und dadurch ein Grundstein für
das sichere Handeln in komplexen Pflegesituationen gelegt wird (Elsbernd, Bader,
2019, S. 7).

Zielsetzung
Die vorliegende Arbeit verfolgt das Ziel, die Weiterentwicklung des dritten Lernorts
zu fördern und den Theorie-Praxis-Transfer durch das Lernen in Simulationsszenarios zu verbessern. Das primäre Ziel besteht darin, ein Konzept für den Unterricht
zur perioperativen Pflege in der generalistischen Ausbildung zur Pflegefachfrau /
zum Pflegefachmann zu entwickeln. Dabei werden die Rahmenbedingungen auf die
Zentralschule für Gesundheitsberufe der Alexianer GmbH in Münster angepasst.
Das Konzept orientiert sich jedoch gleichzeitig an der curricularen Einheit „CE_05
Menschen in kurativen Prozessen pflegerisch unterstützen und Patientensicherheit
stärken" (1./ 2. Ausbildungsdrittel) des Rahmenlehrplans für NRW (Fachkommission nach §53 PflBG, 2019, S. 13). Der Transfer wird ermöglicht, weil sich das
schulinterne Curriculum der ZfG an den Rahmenlehrplan anlehnt. Das sekundäre
Ziel der Arbeit ist es herauszufinden, welche Lern-Effekte das Lernen durch Simulationen zeigt und welche Elemente ein Konzept zum simulationsbasierten Lernen
beinhaltet, damit positive Lern-Effekte erreicht werden.

Anhand des folgenden Abschnitts wird die Vorgehensweise zur Erstellung
der vorliegenden Arbeit gezeigt. Die Ausgestaltung eines Simulationskonzeptes für den Unterricht zur perioperativen Pflege setzt eine Literaturrecherche

(Abschn. 2.1) zur Beantwortung der zentralen Forschungsfragen und zur Klärung zentraler Begrifflichkeiten (Abschn. 2.2) voraus. Daran schließen sich Erörterungen zum Kompetenzbegriff und den Kompetenzanforderungen in der Pflegeausbildung (Abschn. 2.3) sowie eine nähere Betrachtung der „NLN Jeffries Simulation Theory" als Grundlage zur Gestaltung von Simulationssituationen (Abschn. 2.4) an. Kapitel 3 beschreibt auf Grundlage der vorangegangenen Kapitel die grundsätzliche Gestaltung des Simulationskonzeptes, bevor im vierten und fünften Kapitel die konkrete inhaltliche Ausgestaltung erfolgt. Kapitel 4 fokussiert sich dabei auf die Rahmenbedingungen und beinhaltet mit Abschnitt 4.1 die Bedingungsanalyse. Anschließend erfolgt die Einordnung in bestehende Ausbildungsrichtlinien und Curricula (Abschn. 4.2). Zur weiteren Identifikation möglicher Skilltrainings werden die theoretischen Unterrichtsinhalte der CE_05 „Menschen in kurativen Prozessen pflegerisch unterstützen und Patientensicherheit stärken" abgebildet (Abschn. 4.3). Aufgrund des Umfangs einer Gesamtkonzeption zum simulationsbasierten Lernen in einer curricularen Einheit wird in dieser Arbeit die Darstellung ausgewählter Inhalte fokussiert, anhand derer die Möglichkeit geschaffen wird, das Gesamtkonzept an anderer Stelle auszuarbeiten. Die Verfasserin entschied sich hierzu, das Simulationsszenario als Kern des Simulationskonzeptes und den theoretischen Gesamtaufbau vollumfänglich auszuarbeiten. Zur Veranschaulichung möglicher Skilltrainings wurde das Skilltraining zur Lernsituation „LS_05 Menschen mit operativen Wunden und Drainagen pflegerisch versorgen" ausgearbeitet. Für alle weiteren Lernsituationen erfolgt die Identifikation der auszuarbeitenden Skilltrainings. Die Masterarbeit beinhaltet für die ausgearbeiteten simulativen Anteile die benötigten schriftlichen Materialien und das Drehbuch der Simulation zur praktischen Durchführung (Elektronisches Zusatzmaterial). Die Arbeit schließt mit einer Schlussfolgerung und einem Ausblick (Kap. 6) ab.

Theoretischer Hintergrund zum simulationsbasierten Lernen

Das folgende Kapitel beinhaltet die Grundlagen zur Erstellung des Simulations-konzeptes. Es wird zunächst die systematisch durchgeführte Literaturrecherche beschrieben, durch die sich die Forschungsfragen beantworten lassen. Es erfolgt weitergehend die Klärung zentraler Begrifflichkeiten, die Darstellung der relevan-ten Kompetenzen für die Pflegeausbildung sowie eine nähere Betrachtung und Erläuterung der Simulationstheorie nach Jeffries.

Ergänzende Information Die elektronische Version dieses Kapitels enthält Zusatzmaterial, auf das über folgenden Link zugegriffen werden kann https://doi.org/10.1007/978-3-658-43178-5_2.

2.1   Literaturrecherche

Zu Beginn der Masterarbeit erfolgte eine allgemeine Literaturrecherche, um so zunächst einen Überblick zum Thema „Simulation in der Pflegeausbildung" zu gewinnen und vertieft in die Erstellung eines Konzeptes einzusteigen. Die Ziele dieser ersten Recherche lassen sich wie folgt beschreiben:

1. Identifikation verschiedener Fachbegriffe im Kontext „Simulation in der Pflegeausbildung"
2. Identifikation von bereits bestehenden Konzepten zum simulationsbasierten Lernen
3. Identifikation von Erklärungen zur Konzeptgestaltung von Simulationssituationen
4. Identifikation von Studien speziell zu dem Thema „Simulation in der Pflegeausbildung"
5. Identifikation von Artikeln speziell zu dem Thema „Simulation in der Pflegeausbildung"
6. Identifikation von Lerneffekten durch den Einsatz von Simulationen und Fertigkeitstrainings in der generalistischen Pflegeausbildung

Aufgrund der ersten Sichtung der gefundenen Literatur konnten zwei zentrale Forschungsfragen entwickelt werden, welche leitgebend für die anschließende systematische Literaturrecherche waren.

Forschungsfragen
Zur Erstellung des Konzeptes wurden vorab zwei Forschungsfragen entwickelt. Die Forschungsfragen ergeben sich aus den Zielen der geplanten Simulationseinheit und der Literatur aus der allgemeinen Recherche.
    Dabei stellt sich zunächst die erste Forschungsfrage:
    „Welche Lern-Effekte zeigen sich bei Auszubildenden durch das Training unter simulativen Bedingungen?"
    Daran schließt sich schlussfolgernd die zweite Forschungsfrage an:
    „Welche Merkmale weist ein Konzept zum simulationsbasierten Lernen auf, damit positive Lern-Effekte erzielt werden können und wie muss dieses Konzept gestaltet sein?"

Systematische Literaturrecherche

Anhand der Forschungsfragen führte die Verfasserin eine systematische Literaturrecherche in den Datenbanken MEDLINE über PubMed, Cumulative Index to Nursing and Allied Health Literature (CINAHL) und Web of Science durch.

Zusätzlich erfolgte eine Recherche in der Bibliothek der Fachhochschule Münster.

In den Datenbanken wurde unter der folgenden Verschlagwortung nach geeigneten Veröffentlichungen recherchiert: simulation training, simulation education, simulation learning, nursing education, nursing students, student nurses, undergraduate student nurses, effects on learning, learning outcome. Die Syntax der Literaturrecherche ist in Anhang A tabellarisch aufgeführt. Eingeschlossen wurden Forschungsarbeiten, Studien sowie systematische Literaturübersichten, die sich mit den Effekten und der Ausgestaltung von Simulationen und Skills in der Pflegeausbildung oder einem nahen Ausbildungsberuf im medizinischen Bereich beschäftigen. Veröffentlichungen wurden ausgeschlossen, wenn die Simulationseinheit bei Personen mit bereits bestehendem Ausbildungs- oder Hochschulabschluss durchgeführt wurden oder es sich um digital durchgeführte Simulationen handelte.

Abbildung 2.1 zeigt die Literaturrecherche als Flussdiagramm.

Für die Entwicklung des Konzeptes wurde zudem eine Handsuche durchgeführt. Die Recherche bezog sich auf ausgewählte aktuelle, zusammenfassende einschlägige Literatur aus Fachbüchern zum Thema Simulation und Skills-Lab. Des Weiteren wurde einschlägige didaktische Fachliteratur zur Konzeption der Simulationseinheit herangezogen, in der grundlegende, didaktische Vorgehensweisen erläutert werden.

Die auf diese Art gefunden Dokumente wurden zunächst inhaltlich sortiert und nach einem ersten Querlesen wurden nicht geeignete Quellen anhand der Ausschlusskriterien weiter aussortiert. Die am Ende der Recherche erhaltenden Quellen dienen zur Erschließung des bisherigen Forschungsstandes, zur Darstellung des theoretischen Rahmens sowie zur Konzeptentwicklung und anschließenden Schlussbetrachtung.

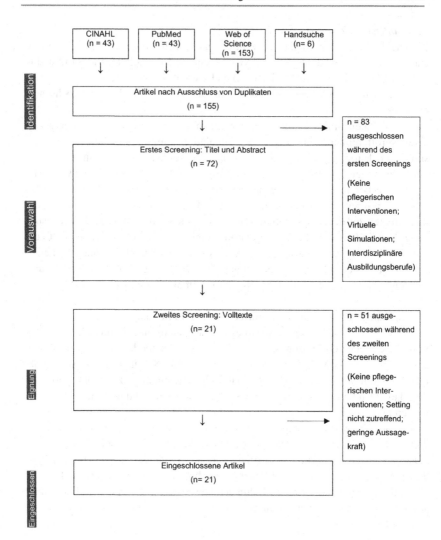

Abbildung 2.1 Flussdiagramm der Literaturrecherche

2.2 Zentrale Begrifflichkeiten

Das folgende Kapitel dient zur Erklärung und Erläuterung zentraler Begriffe im weiteren Verlauf dieser Arbeit und im Zusammenhang mit dem simulationsbasierten Lernen.

Skills-Lab

Das Skills-Lab oder auch Simulationszentrum, Trainingszentrum oder Skillslabor beschreibt Räumlichkeiten, die auf die Durchführung von Simulationen spezialisiert sind. Das Skills-Lab ermöglicht es Lehrenden und Lernenden, Simulationen und Skilltrainings mithilfe der technisch und räumlich notwendigen Ausstattung durchzuführen. „Skills" beschreiben Fähig- und Fertigkeiten und „lab" das Laboratorium, also den Raum, in dem Skills trainiert werden können und Simulationen stattfinden können. (Schipf, 2021, S. 30)

Gleichzeitig beschreibt der Begriff „Skills-Lab" ein Konzept, bei dem berufliche Handlungssituationen durch eine didaktische Aufbereitung im Unterricht praktisch trainiert werden können und Lernende ihre Kompetenzen durch praktische Übungen und die Durchführung von Simulationen erweitern. (Schipf, 2021, S. 30)

Skilltraining

Beim Skilltraining trainieren Lernende in „einfachen" Übungssequenzen einzeln durchführbare Aufgaben. Diese Aufgaben entsprechen eher Routineaufgaben. Der Ablauf ist vorhersehbar und erfolgt ohne unerwartet eintretende Ereignisse. Das Training von reinen Fertigkeiten steht hier zentral im Vordergrund. Handlungsketten oder typische Ablaufprozesse werden im geschützten Rahmen praktisch geübt und durch Wiederholungen gefestigt. (Schröppel, 2021, S. 15)

Simulation

Simulation in der Pflege wird als Lehrmethode in den Unterricht eingebunden. Dabei wird eine Situation erzeugt, die eine berufliche Handlungssituation möglichst realitätsnah abbildet. Der Begriff „Simulation" leitet sich aus dem lateinischen ab und bedeutet so viel wie „Schein, Vorstellung, Täuschung". Lernende erproben in einem geschützten Rahmen ihre praktischen Fertigkeiten und führen einzeln erworbene Skills in einem Gesamtkontext durch. Dabei bilden Simulationen exemplarische Pflegesituationen ab und orientieren sich an den zu erlernenden Kompetenzen. (Schlegel, Schaer & Droz, 2020, S. 8)

Simulationen können somit auch sehr komplexe Handlungssituationen abbilden, um so Reaktionen wie Stress, Frustration aber auch Motivation und Ehrgeiz hervorzurufen und die Teamfähigkeit und Selbstständigkeit von Lernenden analysieren zu können (Schröppel, 2021, S. 14).

Fidelity

Als Fidelity wird der Grad der Annäherung an die Realität bezeichnet. Der Grad hängt von den Gegebenheiten der Simulation ab. So führt beispielsweise ein Raum, der einem Patient:innenzimmer in einer Akutklinik gleicht, zu einer höheren Fidelity der Simulationssituation. Weitere Faktoren sind die personellen, finanziellen und logistischen Bedingungen. (Schlegel, Schaer & Droz, 2020, S. 8)

Grundsätzlich lassen sich anhand der Fidelity High- und Low-Fidelity-Simulationen differenzieren. High-Fidelity-Simulationen arbeiten mit hoch technisierten Patienten-simulatoren oder Simulationspatient:innen, welche das Verhalten von zu pflegenden Menschen real abbilden können. Der Raum weist zudem eine sehr hohe Realitätsnähe auf. Außerdem kann auch in einer virtuellen Realität trainiert werden. (Schlegel, Schaer, Droz, 2020, S. 9)

Low-Fidelity-Simulationen arbeiten dagegen mit einfachen Simulatoren ohne elektrische Technik. Auch die räumliche Gestaltung weist keine hohe Realitätsnähe auf. Das Training kann in einer Klasse im Klassenverbund stattfinden und pflegerische Interventionen können trainiert werden. (Schlegel, Schaer, Droz, 2020, S. 9)

Ein weiterer Aspekt, der den Grad der Fidelity grundlegend bestimmt, ist die Authentizität der Simulationssituation, die eine reale Pflegesituation widerspiegeln soll (SimNat, k.D., S. 8).

Look-alikes

Look-alikes sind Medikamente ohne Wirkstoff. Sie bestehen aus Kalk, Zucker oder Natriumchlorid bei Flüssigkeiten. Look-alikes dienen zur Übung bei Simulationen. Sie können gefahrenlos verwendet werden und in die Simulationseinheit integriert werden. Die Packungen der Medikamente erinnern an Originalpräparate. Hierdurch wird der Grad der Fidelity erhöht und das Spektrum an möglichen Settings erhöht. (Schlegel, Schaer, Droz, 2020, S. 11)

2.3 Kompetenzbegriff und Kompetenzanforderungen in der Pflegeausbildung

Das folgende Kapitel befasst sich mit der Definition des Kompetenzbegriffs und erläutert relevante Kompetenzanforderungen für das Simulationskonzept.

Nach Löwenstein (2016, S. 9) bedeutet Lernen für den Menschen, Erfahrungen aller Art miteinander zu verknüpfen und zu kategorisieren. Lernen findet tagtäglich statt und es ermöglicht, sich an Lebensbedingungen anzupassen. Der Ort, mit dem jedoch das Wort „Lernen" verknüpft wird, ist die Schule, beziehungsweise ein Ort, an dem gezielt Wissen vermittelt wird. Lehrende und Lernende stehen hierbei in einem Austausch zueinander und die Ausgestaltung der Lehr-Lern-Prozesse zeigt sich als wichtiger Bestandteil für das Lernen in Schulen. Löwenstein (2016, S. 9) sieht den Erwerb von Lernkompetenz als sehr zentral an, da Lernende lernen, ihre Lebensbereiche mitzugestalten und das Lernen als nicht endenden Prozess zu denken. (Löwenstein, 2016, S. 9)

Roth (1971, S. 180 zit. n. Sahmel, 2009, S. 8) spricht im Zusammenhang mit einem Kompetenzerwerb vom Erwerb der Mündigkeit. Die Mündigkeit einer Person setzt sich aus drei Kompetenzen zusammen. Der Selbstkompetenz, der Sachkompetenz und der Sozialkompetenz. Mit dem Ziel, Auszubildende zu professionell Pflegenden zu qualifizieren und sie damit dazu zu befähigen, urteilsfähig, eigenverantwortlich und selbstbestimmt zu handeln, erfüllen die Kompetenzformulierungen der Kultusministerkonferenz auch die Kompetenzanforderungen nach Roth im Sinne der Mündigkeit.

Beruflich Pflegende durchlaufen während ihrer beruflichen Erfahrungen nach Benner fünf Kompetenzstufen (Benner, 1994, zit. n. Sahmel, 2009, S. 18):

– Neuling
– Fortgeschrittene:r Anfänger:in
– Kompetent Pflegende
– Erfahrene Pflegende
– Pflegexperte und Pflegexpertin

Der Erwerb der Kompetenzstufe hängt dabei maßgeblich von den „Erfahrungen durch Handlung" ab (Benner, 1994, zit. n. Sahmel, 2009, S. 18). Dabei profitieren Anfänger:innen zunächst von Regeln und Richtlinien sowie theoretischem Wissen, bevor sie die nachfolgende Kompetenzstufe erwerben (Benner, 1994, zit. n. Sahmel, 2009, S. 18). Durch das Training im Skills-Lab erhalten Lernende die Möglichkeit, ihr erworbenes theoretisches Wissen im praktischen Training in eine „Erfahrung durch Handlung" (Benner, 1994, zit. n. Sahmel, 2009, S. 18) umzusetzen. Dadurch wird das Kompetenzstufenmodell nach Patricia Benner für die Kompetenzformulierungen ebenfalls relevant.

Bezogen auf die berufliche Pflegeausbildung definiert der Rahmenlehrplan der Fachkommission nach § 53 PflBG den Kompetenzbegriff unter anderem wie folgt:

> Kompetenz wird verstanden als die Fähigkeit und Bereitschaft, in komplexen Pflege-und Berufssituationen professionell zu handeln und sich für die persönliche und fachliche Weiterentwicklung einzusetzen. Kompetenz ist als Handlungsvoraussetzung des Einzelnen anzusehen, die nicht unmittelbar beobachtet werden kann, sich jedoch mittelbar im Handeln selbst zeigt. Das beobachtbare Handeln wird auch als Performanz bezeichnet. Erwerb und Weiterentwicklung von Kompetenz erfordern handlungsorientierte Lernprozesse an den verschiedenen Lernorten, in der Pflegeschule ebenso wie in der Pflegepraxis. (Darmann-Finck, Hundenborn u.a., 2018, zit. n. Fachkommission nach §53 PflBG, 2019, S. 10)

Für das Simulationskonzept werden die zu fördernden Kompetenzen der Ausbildungs- und Prüfungsverordnung für die Pflegeberufe (PflAPrV, 2018) zugrunde gelegt. Die Anlage 1 zu § 7 Absatz 2 (PflAPrV, 2018) beschreibt in fünf Hauptkategorien zu fördernde Kompetenzen für die Zwischenprüfung nach § 7 PflAPrV. Da die Simulation noch vor der Zwischenprüfung durchgeführt wird, ist die Anlage 1 besonders relevant für die vorliegende Arbeit.

Die zu fördernden Kompetenzen der PflAPrV werden weitergehend strukturiert nach den Kompetenzbereichen der Kultusministerkonferenz (2021, S. 15–16) und anhand der Taxonomiestufen nach Bloom (Bloom et al., 1976, zit n. Schmal, 2017, S. 72) inhaltlich ausformuliert.

Folgende Kompetenzbereiche werden von der Kultusministerkonferenz für den Unterricht an Berufsschulen definiert (KMK, 2021, S. 15–16):

– Handlungskompetenz
– Fachkompetenz
– Personalkompetenz / Selbstkompetenz
– Sozialkompetenz
– Methodenkompetenz
– Kommunikative Kompetenz
– Lernkompetenz

Tabelle 2.1 erläutert die Kompetenzdarstellung, wie sie für das Simulationskonzept inhaltlich ausformuliert wird.

Tabelle 2.1 Beschreibung der zu fördernden Kompetenzen der Lernenden gemäß §7 PflA-PrV (strukturiert nach DQR und KMK)

Berufliche Handlungskompetenz (§7 PflAPrV, 2018, Anlage 1)

Auswahl eines Kompetenzschwerpunkts der Anlage 1 des PflAPrV mit Angabe des zu fördernden Kompetenzbereichs

---

Inhaltliche Konkretisierung der Kompetenzbeschreibung anhand der KMK (2021, S. 15–16) und den Anforderungen gemäß § 5 Abs. 1 des PflBG (2017, k.S)

Fachkompetenz:	**Personalkompetenz:**
Beschreibt die „Bereitschaft und Fähigkeit, auf der Grundlage fachlichen Wissens und Könnens Aufgaben und Probleme zielorientiert, sachgerecht, methodengeleitet und selbstständig zu lösen und das Ergebnis zu beurteilen". (KMK, 2021, S. 15)	Beschreibt die „Bereitschaft und Fähigkeit, als individuelle Persönlichkeit die Entwicklungschancen, Anforderungen und Einschränkungen […] zu klären, zu durchdenken und zu beurteilen, eigene Begabungen zu entfalten […] und fortzuentwickeln. Sie umfasst Eigenschaften wie Selbstständigkeit, Kritikfähigkeit, Selbstvertrauen, Zuverlässigkeit, Verantwortungs- und Pflichtbewusstsein. […]". (KMK, 2021, S. 15)

Methodenkompetenz:
Beschreibt die „Bereitschaft und Fähigkeit zu zielgerichtetem, planmäßigem Vorgehen bei der Bearbeitung von Aufgaben und Problemen". (KMK, 2021, S. 16)

Sozialkompetenz:
Beschreibt die „Bereitschaft und Fähigkeit, soziale Beziehungen zu leben und zu gestalten, Zuwendungen und Spannungen zu erfassen und zu verstehen sowie sich mit anderen rational und verantwortungsbewusst auseinanderzusetzen und zu verständigen. Hierzu gehört insbesondere auch die Entwicklung sozialer Verantwortung und Solidarität. […]". (KMK, 2021, S. 16)

Interkulturelle Kompetenz:
Beschreibt die Bereitschaft und Fähigkeit pflegerisches Handeln an die Herkunft und Kultur von zu Pflegenden anzupassen und positiv zu gestalten. (Zeman, 2004, S. 3)

Kommunikative Kompetenz:
Beschreibt die „Bereitschaft und Fähigkeit, kommunikative Situationen zu verstehen und zu gestalten. Hierzu gehört es, eigene Absichten und Bedürfnisse sowie die der Partner wahrzunehmen, zu verstehen und darzustellen". (KMK, 2021, S. 16)

(Fortsetzung)

Tabelle 2.1 (Fortsetzung)

Berufliche Handlungskompetenz (§7 PflAPrV, 2018, Anlage 1)
Lernkompetenz: Beschreibt die „Bereitschaft und Fähigkeit, Informationen über Sachverhalte und Zusammenhänge selbstständig und gemeinsam mit anderen zu verstehen, auszuwerten und in gedankliche Strukturen einzuordnen. Zur Lernkompetenz gehört insbesondere auch die Fähigkeit und Bereitschaft, im Beruf und über den Berufsbereich hinaus Lerntechniken und Lernstrategien zu entwickeln und diese für lebenslanges Lernen zu nutzen". (KMK, 2021, S. 16)
Selbstreflexion: Beschreibt die „Fähigkeit, mit Veränderungen umzugehen, aus Erfahrungen zu lernen und kritisch zu denken und zu handeln". (DQR, 2013, S. 47)
Wissenstransfer: Beschreibt die Fähigkeit und Bereitschaft exemplarisch angeeignetes Wissen aus exemplarischen Lernprozessen in ähnlichen Situationen anzuwenden. (Schaeffer, 2006, S. 12)

2.4   Theoretische Grundlage eines Simulationsmodells

Als Grundlage für das Simulationsmodell dient die Theorie der Simulation nach Jeffries (2016), welche in diesem Kapitel erläutert wird.

The NLN Jeffries Simulation Theory

Pamela Jeffries (Jeffries & Rodgers, 2021, S. 19) entwickelte im Zusammenhang mit dem simulationsbasierten Lernen die „NLN Jeffries Simulation Theory" (Abb. 2.2). Dabei legt die Theorie zunächst einen Fokus auf die Rahmenbedingungen, unter denen simulationsbasiertes Lernen stattfinden kann und soll. So ist beispielsweise der Ausbildungsstand der Lernenden grundlegend bedeutsam für die weitere Ausgestaltung des praktischen Lernens. Befinden sich die Auszubildenden bereits im dritten Ausbildungsdrittel, verfügen sie über praktische Erfahrungen und kennen das Lernen im Skills- und Sim-Lab oder sie befinden sich im ersten Ausbildungsdrittel und haben noch wenig Erfahrungen sammeln können. Je nach Vorerfahrung kann der Grad an Komplexität und Regelorientierung variiert werden. (Jeffries & Rodgers, 2021, S. 24)

Der Hintergrund und die Intention bestimmen, mit welchem Ziel die Simulation durchgeführt werden soll und welche Ressourcen dafür benötigt werden. Das Simulationsdesign wird maßgeblich durch die Intention bestimmt. (Jeffries & Rodgers 2021, S. 24)

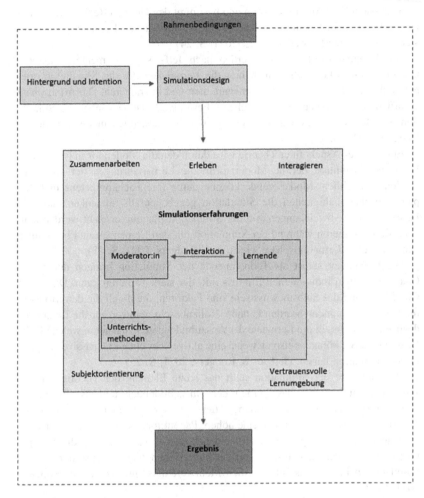

Abbildung 2.2 The NLN Jeffries Simulation Theory. (Quelle: Jeffries & Rodgers, 2021, S. 23, eigene Darstellung)

Das Design der Simulation bestimmt, welche Elemente sich in der Simulation wiederfinden und wie komplex das Szenario ist. Das Design orientiert sich an dem Lernstand der Auszubildenden und bestimmt den Grad an Realität. Im Simulationsdesign wird bestimmt welche Kompetenzen bei den Lernenden gefördert werden sollen. (Jeffries & Rodgers, 2021, S. 24)

Die Simulationserfahrungen werden nach Jeffries durch mehrere Faktoren bestimmt. Im Fokus stehen auch hier die Lernenden, die die Simulation erleben und in ihr mit Anderen zusammenarbeiten und interagieren. Die Atmosphäre schafft dabei Vertrauen und ein sicheres Lernfeld. Je authentischer die Simulation gestaltet wird, desto motivierter agieren die Lernenden in ihr. (Jeffries & Rodgers, 2021, S. 25)

Ein weiterer Aspekt ihrer Theorie wird durch den:die Moderator:in beeinflusst. Demnach beeinflusst der:die Moderator:in die Lernerfahrungen der Auszubildenden maßgeblich. Moderierende können durch ihre Fachkompetenz und ihre pädagogischen Fähigkeiten die Simulation gegebenenfalls so lenken, dass die Lernziele trotz Abweichungen von der Simulationsplanung erreicht werden können. Sie interagieren während der Simulation mit den Lernenden und bestimmen damit auch die Lernatmosphäre. (Jeffries & Rodgers, 2021, S. 25)

Die Lernenden selbst als Teilnehmende der Simulation bringen durch ihre Charaktere einen individuellen Einfluss mit, der stark variieren kann. Das Alter, Geschlecht und das Selbstbewusstsein sind Faktoren, die durch die:den Moderierende:n nicht verändert werden können. Rollenbeschreibungen für die Lernenden dagegen beeinflussen die Lernziele der Auszubildenden, je nachdem welche Rolle sie erhalten. Sie können beispielsweise eine aktive oder eher eine passive Aufgabe in der Simulation haben. (Jeffries & Rodgers, 2021, S. 25)

Das Outcome der Simulation stellt das letzte Element der Theorie dar und zeigt den Einfluss auf das Lernen der Auszubildenden und die Bedeutung von Simulationen in der Ausbildung. Hier gilt es zu evaluieren, ob durch die Durchführung von Simulationen eine höhere Patient:innensicherheit erreicht wird, Defizite im Pflegealltag identifiziert und behoben werden können, die Kompetenzen der Lernenden gefördert werden können und die Implementierung von Simulationen in die Ausbildung einen Mehrwert darstellt. (Jeffries & Rodgers, 2021, S. 25)

2.5   Stand der Forschung

Das folgende Kapitel stellt den aktuellen Forschungsstand dar. Die Ergebnisse der systematischen Literaturrecherche bilden dabei die Grundlage für die spätere Konzeption. Abschnitt 2.5.1 beschreibt zunächst die Effekte die durch das Lernen unter simulativen Bedingungen erzielt werden können. In Abschnitt 2.5.2

wird anschließend spezifischer auf die Gestaltung von Simulationssituationen eingegangen, um die Lerneffekte aus Abschnitt 2.5.1 erzielen zu können.

2.5.1 Lerneffekte durch Skills- und Simulationstrainings

Um den späteren konzeptionellen Aufbau der Simulationssituation zu planen, stellt sich vorab die Frage, welche Lerneffekte durch das Lernen in der Simulation und dem Training von Fertigkeiten erzielt werden können. Schon bei Simulationen mit einem niedrigen Grad an Fidelity konnten positive Lerneffekte erzielt werden (Kim, Park, Shin, 2016, S. 5). Grundsätzlich fielen die Lerneffekte bei Simulationen mit hohem Grad an Realität jedoch größer aus (Kim, Park, Shin, 2016, S. 5). Je nach Lernziel, Lernstand und den verfügbaren Ressourcen können Lehrende den Realitätsgrad in Simulationen anpassen. Auf die Lerneffekte durch simulationsbasiertes Lernen wird nachfolgend kategorisiert eingegangen.

Fachwissen, Fertigkeiten und praktisches Handeln
Lernende erweitern durch das Training im Skills-Lab ihr Fachwissen und ihre praktischen Fertigkeiten (Lee & Oh, 2015, k.S.; Yuan, Williams, Fang & Ye, 2012, k.S.; Bortolato-Major, et al., 2019, S. 791). Die Effekte waren höher, wenn auch der Grad der Fidelity in den Simulationen hoch war (Kim, Park & Shin, 2016, S. 5). Zudem verdeutlicht das Training im Skills-Lab fachliche Zusammenhänge und verknüpft verschiedene theoretische Inhalte (Kim, Park & Shin, 2016, S. 5). Pflegesituationen können von Auszubildenden so genauer eingeschätzt werden, sie fühlen sich in ihrem Handeln gestärkt (Hustad, Johannesen, Fossum & Hovland, 2019, S. 4) und hinterfragen pflegerisches Handeln kritischer (Aquel & Ahmad, 2014, S. 397). Lernende entwickeln außerdem durch das simulationsbasierte Lernen hohe psychomotorische Fähigkeiten (Kim, Park & Shin, 2016, S. 6).

Entscheidungsvermögen
Das Fokusgruppeninterview von Hustad, Johannesen, Fossum und Hovland (2019, S. 3) zeigt, dass das simulationsbasierte Lernen das Entscheidungsvermögen in klinischen Situationen fördert. Auch hier wird im Zusammenhang mit positiven Ergebnissen von einem hohen Realitätsgrad gesprochen. Auszubildende erarbeiten sich durch das Lernen in der Simulation Strategien zur Problemlösung (Kim, Park & Shin, 2016, S. 6).

Selbstbewusstsein

Das Lernen unter simulativen Bedingungen stärkt das Selbstvertrauen von Auszubildenden (Hustad, Johannesen, Fossum & Hovland, 2019, S. 3). Ein wichtiger Faktor für diesen Effekt ist das an die Simulation anschließende Debriefing und das wertschätzende Feedback der lehrenden Person sowie den anderen Lernenden. Die Studierenden haben sich in der simulativen Situation selbst als sehr gestresst erlebt und bewerteten ihr Handeln als teils chaotisch und unkoordiniert. In der Rückmeldung der anderen Studierenden dagegen wurde ihr Handeln als eher ruhig und sehr gewissenhaft beschrieben. Eine Studentin beschreibt ihren Lerneffekt wie folgt:

> „It strengthens your self-confidence before the clinical placement, you don't feel totally unexperienced…You feel that you have done many things correct. You learn how to do things correct, and you learned from your mistakes in the simulation session." (Hustad, Johannesen, Fossum & Hovland 2019, S. 3)

Johnson, Scott und Franks (2020, S. 5) fanden heraus, dass Simulationen mit Schauspielpatient:innen bei Auszubildenden zunächst mehr Unsicherheit und Angst auslösten, im Nachhinein jedoch zu einem höheren Zuwachs an Selbstbewusstsein führten als ein reines Skilltraining an Simulatoren. Der Grund dafür ist eine realistischere Simulation einer Pflegesituation und die Kommunikation mit realen Personen.

Kommunikation und Teamfähigkeit

Durch die Kommunikation mit realen Schauspielpatient:innen in Simulationssituationen fördern Lernende ihre kommunikativen Fähigkeiten (Johnson, Scott & Franks, 2020, S. 4). Lernende gaben in der Studie an, dass sie zunächst nervös waren, weil sie mit realen Personen während der Simulation reden mussten, sich durch das spätere Feedback der Schauspielpatient:innen jedoch glücklich fühlten und sie durch das Training ihre Kommunikation mit Patient:innen verändern werden (Johnson, Scott & Franks, 2020, S. 4). Bei Simulationen, in denen Beratungen geübt werden, zeigte sich, dass sich Lernende auf spätere Beratungsgespräche deutlich besser vorbereitet fühlten (Dorfmeister, Mogg, Prohaska & Stelzhammer, 2016, S. 24).

Simulationen, bei denen im Team gearbeitet wird, erhöhen die Teamfähigkeit der Beteiligten. Durch die Zusammenarbeit in der Gruppe und die gegenseitige Rücksichtnahme wird der Gruppenzusammenhalt gestärkt. (Stayt, Merriman, Ricketts, Morton & Simpson, 2015, S. 2568)

Lernmotivation und Reflexionsfähigkeit
In einem Fokusgruppeninterview gaben die Befragten an, dass die Methode der Simulation der wichtigste Bestandteil der theoretischen Ausbildung ist, da hierdurch die Reflexionsfähigkeit gefördert wird. Als wesentlich beeinflussender Faktor wird auch hier das Debriefing genannt. Zudem begünstigt das Lernen im Skills-Lab eine positive Fehlerkultur. (Schipf, 2021, S. 149; Mosalanejad, Sobhanian & Khodabakhshi Koolaee, 2012, S. 19)

Sicherheit
Die Lernenden erhalten durch die geschützten Rahmenbedingungen die Möglichkeit, aus Fehlern zu lernen, ohne dass die Fehler direkte negative Folgen für Patient:innen haben (Schipf, 2021, S. 149). Durch das Training unter simulativen Bedingungen gewinnen Auszubildende mehr Sicherheit und die Sicherheit der zu Pflegenden wird ebenfalls gewährleistet (Mosalanejad et al., 2012, S. 19).

2.5.2 Gestaltung von Simulationssituationen

Nach Analyse der Lerneffekte durch das Lernen anhand von Simulationssituationen stellt sich weitergehend die Frage, wie Simulationen gestaltet sein müssen, damit positive Lerneffekte erzielt werden können. Hierzu werden die Ergebnisse aus der Literatur und den Fachbüchern zum Thema Simulation und Skills Lab der Handsuche herangezogen.

Die Konzeption von Simulationssituationen für die Pflegeausbildung birgt neben den bereits genannten Chancen und positiven Lerneffekten auch Risiken. Deswegen ist es notwendig, Simulationen so zu gestalten, dass es zu keiner „Fehlkonzeption" kommt (Schröppel, 2020, S. 199). Fallen beispielsweise wichtige Beobachtungsparameter in der Simulation weg, weil sie durch den Aufbau der Simulation nicht beobachtbar sind, so werden sie in realen Pflegesituationen ebenfalls wenig Beachtung finden oder lassen sich in keinen Zusammenhang bringen (Schröppel, 2020, S. 199).

Je nach Komplexität und den Elementen der Simulation können sich Auszubildende überfordert fühlen, beispielsweise bei Videoaufzeichnungen (Schröppel, 2020, S. 200). Lernende müssen somit langsam, behutsam und stetig an Simulationen herangeführt werden. Der Aufbau eines Skills-Labs sollte so realitätsnah wie möglich sein und Elemente (z. B. Videokameras) zur Beurteilung und Aufzeichnung der Simulation sollten möglichst unauffällig im Raum platziert werden, um den Grad an Realitätsnähe nicht zu mindern und die Lernenden nicht zu verunsichern (Wissing & Kerres, 2020, S. 203).

Hustad, Johannesen, Fossum & Hovland (2019, S. 3) identifizieren in ihrer Studie das Debriefing als wichtiges Element einer Simulation, um den Lernenden ein wertschätzendes Feedback zu geben und dadurch das Selbstbewusstsein der Lernenden zu stärken. Fällt die Phase des Debriefings nicht fachgerecht aus, können bei den Lernenden Unsicherheiten entstehen, wenn die Simulation mit Frustration, Wut und herausfordernden Gefühlen verbunden war (Weller et al., 2012, zit. n. Schröppel, 2020, S. 200). Grundsätzlich lässt sich festhalten, dass der Raum der Simulation Lernenden die Möglichkeit geben soll, in einem geschützten, angstfreien Umfeld Lernerfahrungen zu sammeln und konstruktiv aus ihren Fehlern lernen zu können (Wissing & Kerres, 2020, S. 207).

Des Weiteren gilt es zu überlegen, welche Handlungssituationen sich für Simulationen eignen. Mühlhammer gibt in einem Interview zu bedenken, dass pflegerische Aufgaben, die in der Praxis oft geübt werden können, zu keinen Lerneffekten führen (Mühlhammer zit. n. Wissing & Kerres, 2020, S. 207). Herausfordernde Situationen dagegen bieten als Thema für Simulationen gewinnbringende Erkenntnisse für Lernende (Wissing & Kerres, 2020, S. 207).

Konzeptionelle Gestaltung von Simulationen in der Pflegeausbildung

3

Damit positive Lerneffekte durch Simulationen bei Lernenden erzielt werden können, ist es erforderlich, Simulationen strukturiert aufzubauen und zu gestalten.
Die Inhalte dieses Kapitels dienen dazu, die Grundlagen des Simulationskonzeptes zu benennen und zu erklären, um in Kapitel 4 das Konzept inhaltlich
ausgestalten zu können.

3.1 Aufgaben und Ziele

Die Aufgaben und Ziele des dritten Lernorts, dem Ort, an dem Skilltrainings und
Simulationen stattfinden können, bestehen darin, Lernenden einen Rahmen für
das Erlernen der beruflichen Handlungskompetenz zu geben (Elsbernd & Bader,
2019, S. 6).

Wie bereits beschrieben bemängeln Lernende, dass sich die vermittelten
schulischen Inhalte in der Praxis nicht umsetzen ließen. Der dritte Lernort
bietet Lernenden die Möglichkeit, das Gelernte praktisch anzuwenden und zu
reflektieren. (Fesl, 2018, S. 29)

Simulationen sollen realitätsnahe Situationen für Auszubildende trainierbar
machen, sodass sie in einem geschützten Umfeld lernen können und ihre Fähig-
sowie Fertigkeiten zielführend erweitern können (Siebert et al., 2018, S. 60).
Des Weiteren wird durch Simulationen eine Verbindung von Theorie und Praxis
geschaffen (Fesl, 2018, S. 29). Im Rahmen von Simulationen und Fertigkeitstrainings führen Auszubildende Pflegeinterventionen durch (Elsbernd & Bader,
2019, S. 7). Interventionen lassen sich anhand des Pflegeprozesses strukturieren
und phasengestützt (Vorbereitung, Durchführung, Nachbereitung) trainieren (Elsbernd & Bader, 2019, S. 7). Das Ziel von Simulationen und Fertigkeitstrainings

nach Elsbernd und Bader (2019, S. 7) besteht darin, Pflegeinterventionen unter realitätsnahen Gegebenheiten zu simulieren und dadurch pflegerisches Handeln regelgeleitet umzusetzen und zu verstehen, sie zu begründen und zu reflektieren.

3.2   Simulationsdesign

Simulationsszenarien lassen sich in drei Phasen einteilen, die nacheinander von Lernenden durchlaufen werden. Das Briefing, die Durchführung und das Debriefing. (Schwermann & Loewenhardt, 2021, S. 9)

Durch das Briefing wird eine Simulationssituation eingeleitet und durch das Debriefing wieder ausgeleitet. Im Briefing erhalten die Lernenden durch die lehrende Person alle notwendigen Informationen für die anstehende Simulation. Die Lernziele, die Art der Evaluation sowie die Zeitvorgaben werden im Vorfeld besprochen. Im Briefing nehmen die Lernenden die notwendige Rolle an und fühlen sich in die Situation ein. (Schwermann, 2021, S. 78)

Während der Durchführung greift der:die Moderierende nach Möglichkeit nicht in das Geschehen ein. Sollten sich während der Durchführung Unsicherheiten und Hilfebedarf bei den Lernenden zeigen, kann der:die Moderierende den Lernenden durch verbale Unterstützung oder nonverbale Handlungen Hilfestellungen geben (Schlegel, Schaer & Droz, 2020, S. 10).

Am Ende der Durchführung steht die Phase des Debriefings. Debriefing wird definiert als „kurze Nachbesprechung", in der das Vorgehen in der Durchführungsphase besprochen und das Handeln aufgearbeitet werden und eine Informationsweitergabe erfolgt (Dieckmann, 2018, S. 190). Das Debriefing erfolgt im Anschluss an die Simulation anhand einer festgelegten Struktur und eines theoretischen Aufbaus (SimNAT, k.D., S. 8).

Das Debriefing bietet den Lernenden und Lehrenden Raum zur Evaluation. Lehrende stellen als Lernbegleiter:innen einen Bezug zu den zuvor thematisierten Lernzielen her. Die Lernenden evaluieren und reflektieren ihr Erleben und Handeln. Durch diesen strukturierten Lernprozess erweitern die Lernenden ihr Wissen und trainieren die Verknüpfung von theoretischem Wissen und praktischen Erfahrungen. (Schwermann, 2021, S. 78)

Die Lernenden erfahren durch das Debriefing, das sich an den Lernenden orientiert und ergebnis- und zielorientiert durchgeführt wird, einen wertschätzenden Umgang und das selbstkritische Reflektieren zum Kompetenzerwerb wird gefördert (SimNAT, k.D., S. 8).

Die Zeit zwischen der durchgeführten Simulationseinheit und dem Debriefing wird dabei möglichst gering gehalten, um die Präsenz des Erlebten als Lerngrundlage nutzen zu können. Gefühle und Erfahrungen während der Simulation lassen sich so analysieren und nachvollziehen. Die Lernenden erhalten durch die Reflexion die Möglichkeit, die neu erworbenen Kompetenzen in zukünftigen Simulationen zu erweitern und in der Praxis umzusetzen. (Schlegel, Schaer & Droz, 2020, S. 12)

3.3 Qualifikation der Lehrenden

Lehrende nehmen bei der Durchführung von Simulationen die Rolle als Moderator:in ein. Sie begleiten die Auszubildenden im Lernprozess. Lehrende erklären Lernenden die Zusammenhänge des Erlernten in Bezug auf reale Pflegeinterventionen. Dafür benötigen sie hohe Fachkenntnisse und praktische Erfahrungswerte. Die Methode der Simulation eignet sich somit weniger für Berufseinsteiger. (Breuer, 2018, S. 80)

Ein wichtiger Bestandteil von Simulationen, um Lernprozesse zu fördern, ist die Reflexion der Durchführung. Die Reflexion findet im Rahmen des Debriefings statt. Lehrende leiten den „Prozess der Metakognition" von Lernenden, damit Lernende über die Auseinandersetzung mit der Simulationssituation einen Kompetenzzuwachs erfahren. (Breuer, 2018, S. 80)

Lehrende zeichnen sich als Lernbegleiter:in im Simulationsprozess aus. Sie schaffen eine vertraute Atmosphäre und vermitteln Ruhe im Lernprozess. Lehrende sind für den Lernprozess durch Simulationstrainings essentiell, weil sie die Lernziele für die Lernenden erreichbar machen und den Lernprozess lenken. Für Lehrende, die Simulationen als Lehr- Lern-Methode nutzen möchten, gibt es spezielle Fortbildungsangebote. (SimNat, k.D., S. 6)

3.4 Räumliche Anforderungen

Damit durch Simulationen und Skilltrainings die beabsichtigten Lernziele erreicht werden können, benötigen Bildungseinrichtungen Simulationslabore / Sim-Labs. Im Fokus steht hierbei, dass es sich um Räumlichkeiten handelt, die ein pädagogisches Bildungsziel verfolgen (SimNat, 2020, S. 7). Die Handlungsempfehlung zur Entwicklung und zum Aufbau eines Simulationslabors des „Simulations-Netzwerks Ausbildung und Training in der Pflege" (SimNat, 2020, S. 7) nennt dafür Rahmenbedingungen. Die Räume des Sim-Labs sollten möglichst nahe beieinanderliegen. Dabei lassen sich die Räume thematisch voneinander trennen. Ein Raum zur Lagerung von Materialien und Technik sollte ebenfalls vorhanden sein. Wenn der Bildungseinrichtung mehre Räume zur Verfügung stehen, kann ein Raum für das reine Skilltraining und ein Raum zur Durchführung von Simulationen genutzt werden. Dies schafft Struktur und spart Ressourcen. (SimNat, 2020, S. 8)

Die Ergebnisse aus Abschnitt 2.5.1 zeigen, dass die Lerneffekte höher sind, wenn der Grad an Realität hoch ist. Somit empfiehlt es sich, den Simulationsraum möglichst realitätsnah zu gestalten. Je „echter" die genutzten Elemente zur Raumgestaltung sind, desto höher ist der Realitätsgrad.

Falls mehrere Räume für Simulationen vorhanden sind, können verschiedene Settings abgebildet werden (z. B. Patient:innenzimmer stationäre Akutpflege, Bewohner:innenzimmer in einer Langzeitpflegeeinrichtung, Beratungsraum, Pflegearbeitsraum, etc.). Eine günstigere Alternative bietet eine Raumgestaltung für verschiedene Pflegesettings durch flexible Raumelemente. Das Ziel ist es, eine Raumatmosphäre zu schaffen, die der gewünschten realen Pflegeumgebung möglichst ähnlich ist. (SimNat, 2020, S. 8)

Anger-Schmidt und Fesl (2018, S. 56) empfehlen darüber hinaus, mit Geräten zu arbeiten, die auch im klinischen Umfeld genutzt werden (z. B. gleiche Herstellergeräte für das Monitoring oder die Vitalzeichenmessung). Auch kleinere Details wie ein Telefon oder Stifte sorgen für eine realistische Atmosphäre (Schlegel, Schaer & Droz, 2020, S. 21).

Für den Technik- und Instruktionsraum empfiehlt das SimNat (2020, S. 10), dass aus diesem eine gute Sicht in den Simulationsübungsraum gewährleistet ist. Der Raum sollte entsprechend ausgeleuchtet sein, sich aber auch verdunkeln lassen. Damit sich Lernende während der Simulation nicht beobachtet oder beeinflusst fühlen, empfiehlt es sich, die Räume durch eine Spiegelglasscheibe zu „verbinden". Des Weiteren wird eine entsprechende technische Ausstattung wie Computer, Mikrofone, Lautsprecher und Telefone benötigt. (SimNat, 2020, S. 10)

3.5 Anforderungen an Simulatoren und Schauspieler:innen

Je nach Skilltraining oder Simulationsszenario und den zu fördernden Kompetenzen besteht die Möglichkeit, einen Simulator oder eine:einen Schauspieler:in einzusetzen. Welche Option die geeignetere ist, hängt von den Rahmenbedingungen ab. Bei Kompetenzen der Stufe „Kennen / Wissen" und „Wissen wie" reicht nach Stein, Schwerdtfeger, Nickel und Russo (2018, S. 132) der Einsatz von Low-Fidelity-Simulatoren. Der Grad an Realität wird hier durch den Simulator selbst geschaffen (z. B. realitätsgetreue anatomische Strukturen, Darstellung von Wunden etc.) und weniger durch die Umgebung (Stein et al., 2018, S. 132). Die Auswahl geeigneter Simulatoren hängt von der geplanten Simulation beziehungsweise dem geplanten Skilltraining ab. Je weniger die zu trainierenden Fertigkeiten von der Reaktion des Simulators abhängig sind, desto einfacher kann der Simulator konzipiert sein (SimNat, 2020, S. 15). Bei reinen Skilltrainings reichen „Skill-Puppen" zum Üben, sie sind günstiger und weniger anfällig für Defekte (SimNat, 2020, S. 15). Bei komplexen Simulationen erhöhen Simulatoren mit erweiterten technischen Funktionen die Fidelity der Gesamtsimulation (SimNat, 2020, S. 15). Wenn beim Skilltraining Vitalparameter angezeigt oder visuell dargestellt werden müssen, wird es notwendig, einen High-Fidelity-Simulator mit den entsprechenden technischen Funktionen für das Skilltraining zu nutzen (Stein et al., 2018, S. 132). Nach Stein et al. (2018, S. 132) muss somit bei den Kompetenzstufen „Darstellen / Zeigen" und „Handeln" abgewägt werden, ob der Einsatz von High-Fidelity-Simulatoren oder Schauspieler:innen sinnvoll ist.

Bei der Qualifikation von Schauspieler:innen lassen sich ebenfalls Kriterien festhalten, die die Simulation maßgeblich beeinflussen. Schauspieler:innen sollten im Idealfall über eine entsprechende schauspielerische Grundausbildung verfügen und Erfahrungen mit dem Erleben von Patient:innen haben (Deutsche Gesellschaft zur Förderung der Simulation in der Medizin e. V., 2019, k.S.). Es wird beispielsweise von ihnen erwartet, die Schmerzsituation eines:einer Patient:in realistisch darzustellen. Des Weiteren steuern Schauspielende den Verlauf der Simulation und geben den Lernenden während der Simulation kontinuierlich durch ihr Verhalten ein Feedback (DGSiM, 2019, k.S.). Deshalb ist es auch ihre Aufgabe, den Lernenden Sicherheit und das Gefühl der geschützten Lernatmosphäre zu vermitteln und ihr Verhalten an den zu fördernden Kompetenzen auszurichten (DGSiM, 2019, k.S.). Schauspieler:innen verfügen über die Kompetenz, das Drehbuch zu verinnerlichen und sich in die Rollenbeschreibung einzufinden, sie passen ihr Verhalten an die Reaktionen der Lernenden nach Vorgabe des Drehbuchs an, können aber auch von diesem passend abweichen, sofern es die Simulation von ihnen erwartet (DGSiM, 2019, k.S.). In der Phase des Debriefings können Schauspieler:innen den Lernenden aus Sicht des:der Patient:in ein Feedback geben (DGSiM, 2019, k.S.). Sie sollten dabei Feedbackregeln kennen und adressatengerecht kommunizieren (DGSiM, 2019, k.S.).

Simulationskonzept für den Unterricht zur perioperativen Pflege – Übernahme aus dem Aufwachraum

4

Das folgende Kapitel beinhaltet das konkrete beispielhafte Simulationskonzept. Dafür werden im Abschnitt 4.1 die Bedingungen der Zentralschule für Gesundheitsberufe der Alexianer GmbH dargestellt, um so einen Überblick über die Schulstruktur und die strukturellen Voraussetzungen zu erhalten und den Ausbildungsstand der Lernenden erfassen zu können. Daran schließen sich curriculare Betrachtungen der Bildungsziele und den zu entwickelnden Kompetenzen an, um so die theoretischen Bildungsinhalte der jeweiligen Lernsituationen abzubilden und damit mögliche Pflegehandlungen für Skilltrainings und die Abschlusssimulation identifizieren zu können. Danach folgt Abschnitt 4.5 mit der konkreten Ausarbeitung eines Skilltrainings. Aufgrund der Rahmenbedingungen dieser Masterarbeit wird nur ein Skilltraining ausführlich und damit exemplarisch für die anderen Skilltrainings ausgearbeitet. Für jede Lernsituation wird ein Skilltraining benannt. An das Skilltraining schließt sich im darauffolgenden Kapitel 5 die Simulation als Abschluss der curricularen Einheit an.

Ergänzende Information Die elektronische Version dieses Kapitels enthält Zusatzmaterial, auf das über folgenden Link zugegriffen werden kann https://doi.org/10.1007/978-3-658-43178-5_4.

4.1   Bedingungsanalyse

Das folgende Kapitel beschreibt die Bedingungen der Institution sowie die Bedingungen der Lernenden. Dabei orientieren sich die Bedingungen der Lernenden allgemein an dem Ausbildungsstand von Lernenden im dritten Theorieblock an der ZfG. Die Bedingungsanalyse bildet nur die relevanten Inhalte für die Durchführung des Simulationskonzeptes für den perioperativen Unterricht ab. Die Bedingungen müssten für einen Transfer der simulativen Lerneinheit an einer anderen Schule entsprechend individuell ausgearbeitet werden.

Bedingungen der Institution
Die ZfG in Münster-Hiltrup ist eine Einrichtung der Holding Alexianer GmbH. Insgesamt bietet die ZfG 450 Ausbildungsplätze an. Unter den Ausbildungsgängen ist die Gesundheits- und Krankenpflege, die Gesundheits- und Kinderkrankenpflege, die Altenpflege sowie die Pflegeassistenz vertreten. Seit April 2020 bildet die ZfG nach dem neuen Pflegeberufegesetz Auszubildende zur Pflegefachfrau und Pflegefachmann aus. Ebenfalls wird der duale Studiengang Pflege (B. Sc.) in Kooperation mit der Fachhochschule Münster angeboten. (ZfG, 2020, k. S.)

Zu den praktischen Lernorten zählen das Clemenshospital, die Raphaelsklinik, der Alexianer Campus sowie Pflegeeinrichtungen weiterer Kooperationspartner (ZfG, 2020, k. S.).

Die weitere inhaltliche Gliederung der Bedingungsanalyse der Institution orientiert sich an dem Modell zur Erfassung von Schul- und Unterrichtsqualität nach Ditton (2000, S. 79). Durch die Anwendung des Modells ist eine detaillierte Institutionsanalyse möglich. Das Modell sieht vor, dass sechs Faktoren identifiziert werden, welche dann einzeln analysiert werden können. Folgende Faktoren werden differenziert (Ditton, 2000, S. 79):

– Bedingungen
– Intentionen
– Schulqualität: schulische Merkmale und Prozesse
– Unterrichtsqualität: Unterrichtsmerkmale und -prozesse
– Wirkungen / Outputs
– Langfristige Wirkungen / Outcomes

Die Faktoren beleuchten folgende schwerpunktmäßig relevanten Aspekte für die weitere konzeptionelle Ausarbeitung der Skills und Simulation für den

Unterricht zur perioperativen Pflege und zeigen damit, welche schulspezifischen Informationen für ein Simulationskonzept allgemein bedeutsam sind.

Strukturelle Bedingungen

Die ZfG befindet sich in Münster-Hiltrup. Die Schule befindet sich auf dem Gelände des Herz-Jesu-Krankenhauses. Durch Umstrukturierungen des Trägers wird es jedoch in den nächsten Jahren zu einem Standortwechsel der Schule kommen, an dem sich kein Krankenhaus in unmittelbarer Nähe befindet.

Finanzielle und materielle Bedingungen

Die Zentralschule finanziert sich über den Paragraphen 17a des Krankenhausfinanzierungsgesetzes (Bundesministerium der Justiz und für Verbraucherschutz, k. S.). Der bisherige Ausbildungszweig der Altenpflege kann aktuell nur zum Teil refinanziert werden, sodass die Ausbildungsträger entsprechende finanzielle Zuschüsse leisten. Durch die generalistische Pflegeausbildung ändert sich die Finanzierungsstruktur. Schulen erhalten Gelder aus Ausgleichfonds. Das Budget richtet sich dabei nach der Anzahl der Auszubildenden. (Bundesministerium der Justiz und für Verbraucherschutz, k. S.)

Die Bildungsinstitution verfügt über zehn Klassenräumen sowie zwei Demonstrationsräume. Der Zugang zur Schule und den Lehrräumen ist nicht barrierefrei gestaltet. In jedem Lehrraum befindet sich ein Medien-Würfel mit Zugang zum W-LAN und einer Projektionsmöglichkeit über einen Beamer. Lautsprecher ermöglichen das Abspielen von Audio-Dateien. Zudem befinden sich Flipcharts, Stellwände und magnetische Wände für Wandplakate in den Räumen. Die Institution bietet sowohl Zugangsmöglichkeiten für digitale Literatur (CNE-Certified Nursing Education / Thieme-Verlag) als auch Materialien zur Umsetzung unterschiedlicher Sozialformen. Die Lernplattform „Moodle" bietet den Lehrenden und Lernenden eine digitale Plattform zum Austauschen und Einstellen von Unterrichtsmaterialien. Zusätzlich steht seit Ende 2020 das Videokonferenzprogramm „Microsoft Teams" zur Verfügung.

Materielle Bedingungen – Skills Lab

Die Schule verfügt über zwei Demonstrationsräume, davon liegt einer im Untergeschoss bei den Büroräumen der Lehrenden und einer in der ersten Etage. An dieser Stelle wird bewusst von Demonstrationsträumen gesprochen, um die bildliche Vorstellung der Räume zu vereinfachen. Der Demonstrationsraum im Untergeschoss ist circa 30qm groß. Er beinhaltet ein Pflegebett und einen Bettenbeistellschrank sowie drei Arbeitstische. In dem Raum befinden sich keine Schränke zur Materialaufbewahrung. Durch die Lage im Untergeschoss hat der

Raum lediglich Oberlichter an einer Wandseite und wirkt dadurch dunkler. Der Raum ist mit Teppichboden ausgelegt.

Der Demonstrationsraum im Erdgeschoss ist deutlich größer (50qm) und lässt sich durch Trennwände auch in zwei separate Räume aufteilen, wodurch ein Teilraum der Raumgröße eines durchschnittlichen Patientenzimmers im Krankenhaus sehr nahekommt und hier eine räumliche Realitätsnähe schafft. Es befinden sich zwei Pflegebetten im Raum. Alle Pflegebetten lassen sich manuell verstellen. In dem Raum stehen ausreichend Schränke zum Lagern von Materialien bereit. Der Raum ist durch eine komplette Fensterfront gut belichtet und schafft eine angenehme Lernatmosphäre. Der Raum ist mit Teppichboden ausgestattet, wodurch der Raum für ein akutklinisches Arbeitsumfeld keine Realitätsnähe bietet. Für den Langzeitpflegebereich ist die Nähe zum realen Arbeitsumfeld eher gegeben. Für beide Räumen wird darum gebeten, diese ohne Straßen-Schuhe zu betreten.

Die Schule verfügt über kein Skills-Lab, wie es durch Expert:innen (z. B. das SimNAT) empfohlen wird. Die Planung eines Skills-Labs ist jedoch für den neuen Standort der Schule geplant. Dort sind zwei Räume geplant, die verschiedene Settings (Akut- und Langzeitpflege) abbilden können. Die Räume werden durch einen Technikraum mittels Einwegglasscheibe einsehbar sein und über eine umfassende Technik (Kameras, Mikrofone, etc.) verfügen. Des Weiteren wird es einen Raum mit acht Pflegebetten für das Training von Skills und einen Besprechungsraum für das Briefing und Debriefing geben. Das Skills-Lab im neuen Schulbau wird sich auf einer eigenen Etage befinden und wird dadurch klar von den Unterrichtsräumen abgegrenzt sein.

Die Zentralschule besitzt zurzeit zwei Erwachsenen-Simulatoren und sechs Babysimulatoren. Einer der Babysimulatoren lässt sich mittels einer App steuern und ein digitales Feedback bei Reanimationen ist möglich. Die Erwachsenen-Simulatoren verfügen über keine technische Ausstattung, es lässt sich das Geschlecht austauschen und Membranen (Wunden, Stoma, etc.) an den Extremitäten anbringen. Des Weiteren gibt es drei Oberkörper-Simulatoren für das Training von Reanimationssituationen. Außerdem können externe Schauspieler:innen für Simulationen angefragt werden.

Die Simulatoren werden in einem separaten Lagerraum aufbewahrt, in dem weitere Materialien wie Infusionsständer und Toilettenstühle gelagert werden können. Es gibt drei Infusionsständer und zwei Toilettenstühle. In den Schränken werden Pflegematerialien wie Waschschüsseln, Handtücher, Waschzusätze, Verbandmaterialien, Infusionssysteme, Blutdruckmessgeräte und Materialien für Pflegetätigkeiten gelagert. Über das Schulsekretariat können Bestellungen für weitere benötigte Materialien getätigt werden.

Personelle und soziale Bedingungen

Zum Lehrer:innenkollegium gehören 23 fest angestellte Lehrende sowie drei Lehrende in Leitungspositionen. Die Lehrenden verfügen über hochschulische pflegepädagogische sowie pflegewissenschaftliche Qualifikationen oder sind über die damalige Weiterbildung qualifiziert. Einzelne Lehrende weisen Zusatzqualifikationen nach, sodass an der ZfG Grundkurse für Kinästhetik und basale Stimulation angeboten werden können. Drei Lehrende betreuen das simulationsbasierte Lernen und sind für die konzeptionelle Entwicklung und die Gestaltung des zukünftigen Skills-Labs zuständig. Sie sind Mitglieder im SimNAT, über das ein überregionaler Austausch zum Thema „Simulation in der Pflege" ermöglicht wird. Externe Honorardozent:innen aus unterschiedlichen Fachrichtungen ergänzen das Kollegium.

Die praktische Ausbildung ist durch eine strukturierte Lernortkooperation zwischen den Lehrenden der Schule und Mitarbeiter:innen der praktischen Lernorte geprägt. Lehrende der Schule und Praxisanleiter:innen in der Pflegepraxis erfüllen einen gemeinsamen Ausbildungsauftrag. (ZfG, 2020, k. S.)

Intention

Der Unterricht in der ZfG richtet sich nach dem schulinternen Curriculum. Bedeutend für das grundlegende Pflegeverständnis ist die Unterstützung der Alltagskompetenzen bei Menschen mit gesundheitlichen Beeinträchtigungen jeden Alters.

Die Ziele (ZfG, 2020, k.S.) lassen sich wie folgt definieren:

– Präventive Förderung der Gesundheit
– Herstellung der Gesundheit
– Eine bestmögliche Lebensqualität erreichen beziehungsweise sichern

Lernen, im Lernort Schule, wird als gegenseitiger Prozess zwischen Lernenden und Lehrenden verstanden (ZfG, 2020, k. S.). Die ZfG legt dabei einen übergeordneten Fokus auf die Persönlichkeitsentwicklung der Auszubildenden. Dadurch rückt neben dem Erwerb der beruflichen Fachkompetenz auch die Entwicklung von Personal- und Sozialkompetenzen in den Mittelpunkt. (ZfG, 2020, k.S.)

Leistungen

Die Leistungen der Auszubildenden werden durch schriftliche Lernerfolgskontrollen oder mündliche Präsentationsprüfungen zum Ende des jeweiligen Theorieblocks überprüft. Die praktischen Leistungen werden siebenmal im Verlauf der Ausbildung in Form von Praxisbegleitungen durch Lehrende der Schule während der Praxiseinsätze überprüft. Zudem bearbeiten die Auszubildenden vier Transferlernaufgaben, welche durch Praxisanleiter:innen bewertet werden. Geplant werden zukünftig auch Prüfungen in Form von Simulationen.

Schulqualität

Das Leitungsteam der ZfG hat sich 2019 neu strukturiert und besteht aus insgesamt vier Personen. Die Lehrenden übernehmen in AGs Aufgaben der Schulentwicklung und Schulqualität. Dazu zählen die AG-Curriculum, die Stundenplanung, das Qualitätsmanagement und eine AG für das simulationsbasierte Lernen.

Das Curriculum der ZfG wird durch die AG-Curriculum und die Beauftragten für die einzelnen Lernsituationen stetig weiterentwickelt. Der Austausch der Lehrenden, die die gleichen curricularen Einheiten, beziehungsweise Lernsituationen unterrichten, erfolgt über Konferenzen in Kleingruppen. Hier werden Ideen für das simulationsbasierte Lernen gesammelt und ausgearbeitet.

Unterrichtsqualität

Adäquatheit der Lerninhalte

Die Lerninhalte sind im schulinternen Curriculum abgebildet. Dabei bildet die Gesamtheit der Lernsituationen eine Curriculare Einheit ab. Die Inhalte der Lernsituation lassen sich den individuellen Bedürfnissen der Lernenden anpassen. Die Inhalte sowie Unterrichtsmethoden werden auf Basis des Curriculums in den Lernsituationskonferenzen geplant, entwickelt und evaluiert.

Die Auszubildenden werden während der gesamten Ausbildung im Rahmen des Bezugslehrer:innensystems durch Lernberater:innen betreut. Dadurch entsteht eine Vertrauensbasis zwischen Lehrenden und Lernenden und die Lernbedarfe der Auszubildenden lassen sich individuell ermitteln. Als weiteres Unterstützungsangebot hat die ZfG eine Lernwerkstatt implementiert. Hier erhalten Auszubildende die Möglichkeit, individuell hinsichtlich ihrer Lernbedarfe gefördert zu werden. (ZfG, 2020, k.S.)

Qualität des Lehrens und Lernens

Die Inhalte der Lernsituationen werden den Lernenden zu Beginn jeder Lernsituation transparent dargestellt. Ebenfalls wird den Lernenden die Prüfungsform für die jeweilige Lernsituation und curriculare Einheit vorgestellt. Die Kriterien zur Leistungsbewertung sind den Auszubildenden dabei bekannt.

Durch die zunehmende Heterogenität der Kursgruppen werden an die Lehrenden Herausforderungen in ihrer Unterrichtsgestaltung gestellt. Das Arbeitstempo und -niveau variieren dadurch stark.

Outputs

Bildungsziele und Leistungen

Die Bildungsziele werden gemäß § 5 des Pflegeberufegesetzes (Bundesministerium der Justiz und für Verbraucherschutz, 2017, k. S.) geplant und umgesetzt. Der Ausbildungsabschluss ist nach erfolgreichem Absolvieren der schriftlichen, mündlichen und praktischen Prüfung erreicht (§ 9 PflAPrV) und die Auszubildenden haben die berufliche Handlungskompetenzen erworben. Bei Nichtbestehen der Prüfungen wird nach § 19 Abs. 3 u. 4, PflAPrV weiter verfahren (Bundesministerium der Justiz und für Verbraucherschutz, 2018, k. S.).

Bedingungen der Lernenden

Die Bedingungsanalyse der Lernenden beschreibt die Lerngruppe mit ihren charakteristischen Merkmalen, ihren Interessen und Erfahrungen sowie die soziale Interaktion der Lerngruppe und ihren Kompetenzen (Oelke & Meyer, 2014, S. 248).

Die Lernenden befinden sich in der zweiten Hälfte des ersten Ausbildungsdrittels zur Pflegefachfrau / zum Pflegefachmann an der ZfG. Der Kurs besteht durchschnittlich aus 16 – 24 Lernenden.

Der Großteil der Kursteilnehmer:innen verfügt über die allgemeine oder Fach-Hochschulreife. Das Sprachniveau der Teilnehmer:innen variiert erfahrungsgemäß stärker. Einstellungsvoraussetzung bei Ausbildungsbeginn ist der Nachweis über das Sprachniveau B2.

Die praktischen Ausbildungsstätten, beziehungsweise die Ausbildungsschwerpunkte der Teilnehmer:innen zeigen ein heterogenes Muster. Die Auszubildenden entscheiden sich bei ihrer Einstellung in Absprache mit der Zentralschule für einen der folgenden Schwerpunkte: stationäre Akutpflege, stationäre Langzeitpflege, ambulante Patientenversorgung oder Pädiatrie.

Durch die unterschiedlichen praktischen Lernorte der Auszubildenden, kann davon ausgegangen werden, dass sich die praktischen Vorerfahrungen unterscheiden. Dies ergibt sich aus den unterschiedlichen pflegerischen, ökonomischen sowie strukturellen Bedingungen in der ambulanten Versorgung, der Akut- und Langzeitpflege.

Das dynamische Sozialverhalten der Gruppe wird folgend anhand der Gruppenphasierung nach Tuckman (zit. n. Stahl, 2002, S. 46) beschrieben. Die Phasen lassen sich nicht scharf voneinander abgrenzen und jede Phase kann unterschiedlich intensiv durchlaufen werden. Dabei können Phasen übersprungen und wiederholt werden (Abbildung 4.1).

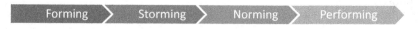

Abbildung 4.1 Gruppenphasen nach Tuckman. (Quelle: zit. n. Stahl, 2002, S. 46)

Im dritten Theorieblock haben die Kurse in der Regel die Phase „Norming" erreicht. Die Einschätzung dient lediglich zur groben Orientierung und beruht auf der subjektiven Wahrnehmung der Verfasserin. Die Gruppenphase kann kursspezifisch stark von dieser Einschätzung abweichen. Die Einschätzung wird dennoch vorgenommen, da das Gruppenverhalten und die Vertrautheit der Kursteilnehmer:innen aus Sicht der Verfasserin das Lernen im simulativen Setting stark beeinflussen.

Die Kurse befinden sich zum Zeitpunkt der vorgesehenen simulationsbasierten curricularen Einheit im ersten Ausbildungsdrittel und dritten Theorieblock. Zu diesem Zeitpunkt zeigen sich meist ein positiver Kurszusammenhalt und eine motivierende Lernatmosphäre. Es entsteht in der Regel ein gemeinschaftliches Miteinander und die Lernenden unterstützen sich gegenseitig. Durch die Heterogenität der Gruppe und die unterschiedlichen Ausbildungsschwerpunkte entsteht ein konstruktiver Austausch aus verschiedenen Blickwinkeln der Pflegepraxis.

Die folgende Einschätzung der Handlungskompetenz in Abbildung vier orientiert sich an den Kompetenzformulierungen der Kultusministerkonferenz (KMK, 2018, S. 15–16). Demnach resultiert die Handlungskompetenz der Auszubildenden aus der Fach-, Methoden-, Sozial- sowie Personalkompetenz (Abbildung 4.2).

Die Einschätzung erfolgt mithilfe der curricularen Kompetenzbeschreibungen sowie der subjektiven Einschätzung der Verfasserin aus der bisherigen Unterrichtserfahrung in einem Kurs zu diesem Ausbildungszeitpunkt. Folgend werden die Lernsituationen abgebildet, welche zu Beginn der curricularen Einheit „Menschen in kurativen Prozessen pflegerisch unterstützen und Patient:innensicherheit stärken" bereits abgeschlossen sind (Ahaus, Duwendag, & Gustke, 2020, S. 154).

Fachkompetenz

•Die Lernenden:
- …wenden die Grundlagen des hygienischen Arbeitens korrekt an
- …verfügen über Kentnisse zu den Entstehungsursachen von Wunden
- …beschreiben Charakteristika einer Wunde fachlich korrekt
- …beschreiben den anatomischen Aufbau der Haut fachlich korrekt

---

Methodenkompetenz

• Die Lernenden:
- …bearbeiten Aufgaben kreativ und strukturiert
- …organisieren sich dem Ausbildungsstand entsprechend selbstständig
- …nutzen die angebotenen Lernmaterialien individuell nach Lernstärken
- …verfügen über erste Erfahrungen im Umgang mit digitalen Lerntools

Sozialkompetenz

•Die Lernenden:
- …gehen respektvoll miteinander um
- …unterstützen sich gegenseitig bei Sprachproblemen und Lernschwächen
- …setzen sich motiviert und gemeinschaftlich mit den Unterrichtsinhalten auseinader

Personalkompetenz

•Die Lernenden:
- …entwickeln Verantwortungsbewusstsein
- …erkennen Stärken und Schwächen
- …entwickeln eine eigene Pflegehaltung
- …reflektieren ihr Lernen

Abbildung 4.2 Handlungskompetenzen der Auszubildenden

Die Lernenden:

- …orientieren sich in der Pflegeausbildung an der ZfG und verstehen die Organisation (CE_01_LS_06; CE_01_LS_10)
- …reflektieren die Pflegeausbildung (CE_01_LS_09)
- …nutzen digitale Medien in der Pflegeausbildung (CE_01_LS_08)
- …überprüfen den eigenen Lernzuwachs (CE_01_LS_07)
- …gestalten pflegerische Beziehungen kommunikativ (CE_01_LS_02)
- …beachten rechtliche und organisatorische Rahmenbedingungen im Berufsalltag (CE_01_LS_01)

- ...wenden den Pflegeprozess als Instrument der professionellen Pflege an (CE_ 01_LS_04)
- ...reflektieren gesundheitsbezogene Einflussfaktoren auf das pflegerische Handeln (CE_01_LS_05)
- ...erfassen pflegerelevante Informationen aus biografischen Lebenssituationen (CE_01_LS_01)
- ...unterstützen Menschen mit Hilfebedarf bei der Körperpflege (CE_02_LS_ 05)
- ...unterstützen Menschen mit Hilfebedarf bei der Ernährung (CE_02_LS_04)
- ...unterstützen Menschen mit Hilfebedarf bei der Ausscheidung (CE_02_LS_ 06)
- ...messen Vitalzeichen, Blutdruck, Puls fachlich korrekt (CE_02_LS_03)
- ...reflektieren hygienische Grundsätze (CE_02_LS_01)
- ...verabreichen Medikamente sicher (CE_02_LS_02)
- ...leisten Erste Hilfe (CE_06_LS_01)
- ...beschreiben Körperfunktionen und Mechanismen der Krankheitsentstehung (CE_02_LS_07)
- ...fördern Menschen in ihrer Mobilität und minimieren Immobilität und ihre Folgen (CE_02_LS_08)
- ...fördern Menschen in Ihrer Orientierung (CE_11_LS_01)
- ...unterstützen Neugeborene und ihre Eltern bei einem gesunden Start ins Leben (CE_10_LS_02)
- ...unterstützen Schwangere und deren Partner (CE_10_LS_01)
- ...gestalten die eigene pflegeberufliche professionelle Identität resilient und selbstwirksam (CE_03_LS_03)

4.2   Einordnung in bestehende Ausbildungsrichtlinien und Curricula

Das folgende Kapitel betrachtet zunächst die gesetzlichen Verankerungen und ordnet die curriculare Einheit in das aktuelle Curriculum der Schule ein.

Die Ausbildung unterliegt den gesetzlichen Bestimmungen für die generalistische Pflegeausbildung, dem Pflegeberufegesetz (PflBG) (Bundesanzeiger, 2017, S. 1) sowie der Ausbildungs- und Prüfungsverordnung für die Pflegeberufe (PflAPrV) (Bundesministerium der Justiz und für Verbraucherschutz, 2018, S. 1).

Die Anlage 2 der PflAPrV zeigt eine Aufstellung der Themenbereiche, welche zu den Kompetenzen für die staatliche Prüfung (§9 PflAPrV) zur Pflegefachfrau / zum Pflegefachmann zählen (Bundesministerium der Justiz und für Verbraucherschutz, 2018, S. 53).

Im Rahmen der didaktischen Begründung der curricularen Einheit liegt der Fokus auf dem Themenbereich III – „Intra- und interprofessionelles Handeln in unterschiedlichen systemischen Kontexten verantwortlich gestalten und mitgestalten" (Bundesministerium der Justiz und für Verbraucherschutz, 2018, S. 38). Dabei werden die Auszubildenden im Rahmen der ärztlichen Anordnungen befähigt, zu pflegende Menschen aller Altersstufen umfassend zu unterstützen und zu begleiten, auch bei invasiven Maßnahmen der Diagnostik und Therapie (Bundesministerium der Justiz und für Verbraucherschutz, 2018, S. 39). Des Weiteren übernehmen Lernende „Mitverantwortung in der interdisziplinären Versorgung und Behandlung von Menschen aller Altersstufen und unterstützen die Kontinuität an interdisziplinären und institutionellen Schnittstellen", sie „koordinieren die Pflege von Menschen aller Altersstufen in verschiedenen Versorgungskontexten, organisieren Termine sowie berufsgruppenübergreifende Leistungen" und „evaluieren den gesamten Versorgungsprozess gemeinsam mit dem therapeutischen Team im Hinblick auf Patient:innenorientierung und -partizipation" (Bundesministerium der Justiz und für Verbraucherschutz, 2018, S. 39). Darüber hinaus erwerben Lernende durch die curriculare Einheit auch Kompetenzen aus weiteren Themenbereichen. So finden sich beispielsweise Elemente der Beratung und Schulung (z. B. postoperative Prophylaxen, Umgang mit Schmerzen und Angst) und der Gestaltung und Steuerung des Pflegeprozesses (z. B. Assessmentverfahren, Pflegeplanung) wieder.

Nach §53 PflBG besitzt der Rahmenlehrplan für die generalistische Pflegeausbildung einen empfehlenden Charakter für die Ausbildung (Bundesanzeiger, 2017, S. 21). Das schulinterne Curriculum der ZfG orientiert sich an dem Rahmenlehrplan. Im Rahmenlehrplan werden die Inhalte der CE_05 „Menschen in kurativen Prozessen pflegerisch unterstützen und Patientensicherheit stärken" dem 1. / 2. Ausbildungsdrittel zugeordnet (Fachkommission nach §53 PflBG, 2019, S. 82). Auszubildende lernen den Versorgungsbereich und die strukturellen Rahmenbedingungen der Chirurgie kennen, sie erkennen typische Pflegebedarfe von Menschen nach chirurgischen Eingriffen und wenden pflegerische Interventionen mit dem Ziel der Kuration an (Fachkommission nach §53 PflBG, 2019, S. 82). Ein weiterer Fokus liegt auf der Durchführung von Assessmentverfahren und der Beratung und Unterstützung von Patient:innen zur Förderung der Selbstmanagementfähigkeiten (Fachkommission nach §53 PflBG, 2019, S. 82). Lernende erfahren, welche pflegerische Verantwortung sie hinsichtlich der Patient:innensicherheit tragen und in welcher Situation sich Patient:innen im perioperativen Versorgungsbereich befinden (Fachkommission nach §53 PflBG, 2019, S. 82).

4.3   Identifikation von Skills anhand der Lernsituationen und Legitimation

Folgend werden die konkreten Lehrinhalte der Lernsituationen der CE_05 „Menschen in kurativen Prozessen pflegerisch unterstützen und Patientensicherheit stärken" abgebildet, um so passende Skilltrainings und die Simulation zu identifizieren. Dazu werden die Vorgaben des Rahmenlehrplans der Fachkommission nach §53 PflBG in konkrete Lerninhalte der curricularen Einheit transferiert. Der Rahmenlehrplan für die generalistische Pflegeausbildung in NRW sieht folgende Inhalte für die CE_05 im 1. / 2. Ausbildungsdrittel für den chirurgischen Arbeitsbereich vor:

– Verschiedene, exemplarisch ausgewählte, häufig vorkommende chirurgische Eingriffe am Skelett und im Bauchraum und die ursächlichen Erkrankungen der Knochen, des Gastrointestinaltrakts und der Hals-Nasen-Ohren-Heilkunde bzw. die damit verbundenen Pflegediagnosen; darunter sowohl elektive als auch akut erforderliche Eingriffe
– Akuter Schmerz
– Wundversorgung
– Nosokomiale Infektionsrisiken
– Risiken, wie unwirksamer Atemvorgang, Blutungen, unausgeglichenes Flüssigkeitsvolumen, unausgeglichene Körpertemperatur, Körperbildstörung, dysfunktionale gastrointestinale Motilität, Schockgefahr, Sturzgefahr, Übelkeit, beeinträchtigtes Wohlbefinden, Obstipationsgefahr, Orientierungsstörung, verzögerte postoperative Erholung
(Fachkommission nach §53 PflBG, 2019, S. 86)

Der Rahmenlehrplan identifiziert in der CE_05 die Berufsgruppe der professionell Pflegenden sowie die Berufsgruppe der Ärzt:innen, Physiotherapeut:innen, Ernährungsberater:innen, Wundexpert:innen und Sozialarbeiter:innen als ausgewählte Akteur:innen (Fachkommission nach §53 PflBG, 2019, S. 88).

Auszubildende lernen in der CE_05, die eigenen Ängste und Schmerzen zu erleben, zu deuten und zu verarbeiten. Sie lernen darüber hinaus, Verantwortung für potentielle Risiken zu tragen und erleben hierarchische Arbeitszusammenhänge (Fachkommission nach §53 PflBG, 2019, S. 88).

Die Handlungsmuster für das 1. / 2. Ausbildungsdrittel werden wie folgt beschrieben:

– Pflegebedarf feststellen und Pflegeprozesse zur Unterstützung der Kuration planen, steuern, durchführen und evaluieren
– Kommunizieren, informieren, schulen
– Adhärenz und Gesundheitskompetenz fördern
– Förderung des psychischen Wohlbefindens
– Interkulturell pflegen
– Patient:innenaufnahme im klinischen Kontext (elektiv/akut)
– Pflege an standardisierten Abläufen (Clinical Pathways) ausrichten
– Perioperative Pflege
– Assistenz bei ärztlichen Interventionen
– Im intra- und interprofessionellen Team zusammenarbeiten
– Wundmanagement
– Schmerzmanagement (akute Schmerzen)
– Infektionsprävention
– Thermoregulation
– Interventionen zur Unterstützung der erwünschten Wirkung pharmakologischer Wirkstoffe
– Ausgewählte Interventionen zur Optimierung der Zirkulation von Blut und Flüssigkeiten im Gewebe
– Elektrolyt-/Säure-Basen-/Wasser-Haushaltsmanagement
– Interventionen zur Förderung der Durchgängigkeit der Atemwege und des Gasaustauschs
– Risikomanagement (Grundlagen)
– Entlassungsmanagement (Grundlagen)
– Einbindung von ausgewählten Leitlinien und Expertenstandards

(Fachkommission nach §53 PflBG, 2019, S. 89)

Auf Grundlage des Rahmenlehrplans sind für das schulinterne Curriculum der ZfG folgende Lernsituationen konzipiert worden (Ahaus, Duwendag & Gustke, 2020, S. 13):

- LS_01: Die präoperative Pflege von Menschen aller Altersstufen managen
- LS_02: Die intraoperative Pflege von Menschen aller Altersstufen managen
- LS_03: Die postoperative Pflege von Menschen aller Altersstufen managen
- LS_04: Menschen mit akutem Schmerz postoperativ pflegerisch versorgen
- LS_05: Menschen mit operativen Wunden und Drainagen pflegerisch versorgen
- LS_06: Menschen mit transurethralem Blasenverweilkatheter pflegerisch versorgen
- LS_07: Infusionstherapie pflegerisch managen
- LS_08: Perioperative Pflege von Menschen verschiedener Altersgruppen fallbezogen planen

Nachfolgend werden in den Tabellen 4.1–4.9 die theoretischen Lerninhalte der curricularen Einheiten für den Unterricht in der perioperativen Pflege abgebildet. Aus diesen Inhalten wird ein Thema, das sich für eine Simulation eignet, ausgewählt.

Aufgrund der Empfehlungen für das Lernen in simulativen Lernumgebungen des Rahmenlehrplans (Fachkommission nach §53 PflBG, 2019, S. 91), den zu fördernden Kompetenzen für die curriculare Einheit und der inhaltlichen Ausgestaltung des theoretischen Unterrichts an der ZfG zur „CE_05 Menschen in kurativen Prozessen pflegerisch unterstützen und Patientensicherheit stärken" werden folgende Skilltrainings, beziehungsweise Simulationen für die Unterrichtsreihe geplant. Die grau hinterlegte Zeile in Tabelle 4.9 kennzeichnet die Auswahl der abschließenden Simulationssituation.

Tabelle 4.1 Inhalte LS_01: Die präoperative Pflege von Menschen aller Altersstufen managen

---

LS_01: Die präoperative Pflege von Menschen aller Altersstufen managen (20 Std.)

Einen Einstieg in die CE gewinnen
– Einen Überblick über curriculare Einheit gewinnen
– Die Entwicklung der Chirurgie
– Den Fall „Herr Franz, ein Patient mit Appendizitis" kennenlernen
– Das Krankheitsbild „Appendizitis" beschreiben (einschl. Provokationsmanöver)
– Übersicht über typische allgemeinchirurgische Eingriffe

Menschen mit perioperativer Angst pflegerisch versorgen
– Ängste vor Operationen antizipieren
– Angstreaktionen verstehen und diagnostizieren
– Bei der Bewältigung von Angst unterstützen
– Das Patient:innenerleben bei OP-Verzögerung / Verschiebung und die „Dramaturgie des Wartens" beschreiben und zu Pflegende begleiten
– Das Patient:innenerleben bei OP-Verzögerung / Verschiebung positiv beeinflussen

---

Pflegemaßnahmen im Fast-Track-Konzept umsetzen
– Auseinandersetzung mit dem Fast-Track-Konzept und Maßnahmen im Fast-Track-Konzept begründen
– Allgemeine und spezielle präoperative pflegerische Maßnahmen ergreifen:
– Einüben postoperativer Fähigkeiten
– Psychische Betreuung
– Thromboseprophylaxe
– Präoperatives Abführen & präoperative Nüchternheit
– Transport und Übergabe
– Präoperative Körperpflege und Rasur
– Zusammenstellen der notwendigen Unterlagen
– Prämedikation / präoperativer Schmerzkatheter
– Perioperative Antibiotikaprophylaxe vorbereiten

Perioperative Organisationsstrukturen erläutern
– Finanzierung und Organisation der (operativen) Krankenhausversorgung beschreiben (z. B. ambulantes Operieren)
– Rechtliche Bedingungen im Kontext von Operationen berücksichtigen
– Eingriffe differenzieren (elektive Eingriffe vs. Notfall) und eine Übersicht über operative Dringlichkeitsstufen gewinnen
– Grundsätze der Rechtzeitigkeit, Vollständigkeit und Individualität im Rahmen der ärztlichen Aufklärung beschreiben
– Aufklärungsbögen zur OP-Vorbereitung vergleichen
– Die Begriffe Operationsfähigkeit / Anästhesiefähigkeit differenzieren

---

Die Übergabe von Patient:innen an das OP-Team professionell gestalten
– Pflegerische Maßnahmen vor und nach Abruf der:des Patient:in für den OP beschreiben
– Probleme und Ursachen an der Schnittstelle von Pflegestation und OP aus verschiedenen Perspektiven erörtern

Tabelle 4.2 Inhalte LS_2: Die intraoperative Pflege von Menschen aller Altersstufen managen

LS_02: Die intraoperative Pflege von Menschen aller Altersstufen managen (16 Std.)
Organisations- und Teamstrukturen im OP beschreiben – Den Aufbau einer OP-Abteilung beschreiben – Pflegerische OP-Prozesse verstehen und spezielle Aufgaben von Pflegenden im Schleusenbereich, Springer:in sowie Instrumentierenden benennen – Risikomanagement beachten • Auseinandersetzung mit den Empfehlungen zur Vermeidung von Eingriffsverwechslungen („Aktionsbündnis Patientensicherheit") • Identifikation der:des Patient:in • Markierung des Eingriffsortes • Saalcheck • Team-Time-Out – Patient:in im OP korrekt und schmerzfrei positionieren – Hypothermiemanagement umsetzen
Mögliche perioperative Infektionsquellen benennen – Einen ersten Überblick über das Erregerspektrum gewinnen (Bakterien, Viren, Pilze, Parasiten) und die Bedeutung der perioperativen Infektionsprävention erfassen – Transiente und residente Hautflora unterscheiden – Mögliche Infektionsquellen und Übertragungswege differenzieren – Die Bedeutung der Risikominimierung für nosokomiale Infektionen am Beispiel MRSA erläutern
Perioperative Infektionsprävention umsetzen – Hygienerichtlinien und Verhaltensregeln im OP einhalten (Verhaltensregeln beim Einschleusen und im OP-Bereich) – Die fünf Momente der Händedesinfektion wiederholen / begründen – Hygienische und chirurgische Händedesinfektion differenzieren und durchführen – Das Anziehen von OP-Kleidung erproben

Tabelle 4.3 Inhalte LS_03: Die postoperative Pflege von Menschen aller Altersstufen managen und mögliche Komplikationen frühzeitig erkennen

LS_03: Die postoperative Pflege von Menschen aller Altersstufen managen und mögliche Komplikationen frühzeitig erkennen (8 Std.)

Postoperative Pflegeschwerpunkte
– Patient:in nach Übernahme aus dem Aufwachraum überwachen
– Kriterien zur Verlegung von operierten Patient:innen vom Aufwachraum zur Pflegestation beachten
– Ein adäquates postoperatives Übergabemanagement gestalten
– Einen Überblick über die pflegerischen Aufgaben bei der postoperativen Versorgung gewinnen
– Nahrungszufuhr aufbauen und Übelkeit mindern (PONV); Patient:in mit PONV betreuen und unterstützen
– Mögliche postoperative Komplikationen erkennen und pflegerische Maßnahmen einleiten (Aspiration, Fieber, Harnverhalt, Hypertonie, Laryngospasmus, Lungenembolie, Volumenmangel, Delir, Schmerz, dysfunktionale gastrointestinale Motilität, Schockgefahr, Sturzgefahr)

Delirmanagement
– Verwirrtheit vorbeugen und professionell begegnen (Delir Management) sowie pflegerische Maßnahmen zur Stabilisierung der Affektlage und Verbesserung der Kommunikation umsetzen
– Die Bedeutung von „Bodyguards" für den OP erfassen

Tabelle 4.4 Inhalte LS_04: Menschen mit akutem Schmerz postoperativ pflegerisch versorgen

LS_04: Menschen mit akutem Schmerz postoperativ pflegerisch versorgen (18 Std.)

– Das eigene Schmerzverhalten überprüfen
– Die Multidimensionalität von Schmerz erfassen
– Anatomie und Physiologie der Nozizeption erläutern sowie Schmerzleitung, Schmerzverarbeitung und Schmerzreaktionen des Körpers beschreiben
– Schmerzarten klassifizieren
– Schmerzen erfassen und messen, Schmerzeinschätzungsassessments (NAS, VAS, etc.)
– Expertenstandard „Schmerzmanagement in der Pflege" (DNQP,2020) berücksichtigen
– Das WHO-Stufenschema der Analgetika benennen
– Die Wirkweise ausgewählter Analgetika beschreiben und nach
– Verabreichungsformen differenzieren (oral, subkutan, intravenös, ... inkl. Peridural/Epidural-Analgesie und Nervenblockade mit PCA-Pumpe)
– Möglichkeiten der nicht-medikamentösen Schmerztherapie benennen
– Überblick über anästhesiologische Verfahren erhalten

Tabelle 4.5   Inhalte LS_05: Menschen mit operativen Wunden und Drainagen pflegerisch versorgen

LS_05: Menschen mit operativen Wunden und Drainagen pflegerisch versorgen (8 Std.)
– Einen Überblick über unterschiedliche Wunden erhalten / Unterschiedliche Wunden differenzieren (nach Entstehungsursache, nach Ausmaß der Oberflächenzerstörung, nach Verlauf, nach Grad der Keimbesiedelung)   – Physiologische primäre Wundheilung beschreiben   – Arten von Wundverschlüssen benennen (Naht, Klammern, etc.)   – Eine Handlungskette für einen aseptischen Verbandswechsel erstellen   – Wichtige Prinzipien beim aseptischen Verbandswechsel benennen   – Mögliche Fehler beim Verbandswechsel erkennen   – Unterschiedliche Drainagesysteme beschreiben (Redon-Drainage, Robinson-Drainage, Penrose-Drainage, Easy-Flow-Drainage)

Tabelle 4.6   Inhalte LS_06: Menschen mit transurethralem Blasenverweilkatheter pflegerisch versorgen

LS_06: Menschen mit transurethralem Blasenverweilkatheter pflegerisch versorgen (8 Std.)
– Einführung in die Thematik „transurethraler Blasenverweilkatherismus"   – Die Anatomie der Harnröhre und Harnblase beschreiben   – Indikationen / Kontraindikationen / Komplikationen bei transurethralem Blasenverweilkatherismus benennen   – Unterschiedliche Katheterarten benennen (Material, Formen, Typen)   – Aspekte der Asepsis im Zusammenhang mit dem transurethralen Blasenkatheterismus berücksichtigen („Anziehen von sterilen Handschuhen")   – Die Anlage eines transurethralen Katheters vorbereiten, durchführen und nachbereiten (Mann / Frau)   – Aspekte der Patient:inneninformation / Beratung / Integration von Angehörigen berücksichtigen   – Den individuellen Unterstützungsbedarf von Patient:innen ermitteln   – Erforderliche pflegerische Maßnahmen bei liegendem Katheter umsetzen   – Einen Blasenverweilkatheter entfernen   – Verhalten / Strategien zur Wahrung der Privatsphäre und zum Umgang mit Schamgefühl berücksichtigen   – Sich mit dem gesellschaftlichen Idealbild / der Bedürftigkeit durch einen Blasenverweilkatheter auseinandersetzen   – Das eigene Selbstständigkeits- und Abhängigkeitsverhältnis als Grundlage für einen emphatischen Perspektivenwechsel reflektieren   – Die Versorgung eines suprapubischen Blasenverweilkatheters übernehmen

Tabelle 4.7 Inhalte LS_07: Infusionstherapie pflegerisch managen

---

LS_07: Infusionstherapie pflegerisch managen (10 Std.)

- Die Infusionstherapie verstehen und umsetzen
- Indikation erläutern
- Wassergehalt und Flüssigkeitsräume im menschlichen Körper identifizieren
- Die Funktion von Elektrolyten herausstellen (Kalium, Natrium, Chlorid, Calcium, Magnesium)
- Den Vorgang der Diffusion und Osmose beschreiben
- Störungen des Wasser- und Elektrolythaushaltes erläutern (Dehydratation, Hyperhydratation)
- Applikationsmöglichkeiten der Infusion benennen
- Arten der venösen Gefäßzugänge identifizieren (Periphere Venenverweilkanüle, Butterfly-Kanüle, Midline-Katheter, ZVK)
- Indikationen für die Anlage eines ZVK's benennen
- Komplikationen bei der Infusionstherapie erkennen und benennen
- Auswirkungen der Infusionstherapie auf Patient:innen erkennen und pflegerisch adäquat damit umgehen
- Ziele der Infusionstherapie identifizieren
- Infusionslösungen unterscheiden (Kristalloide, kolloide und Ernährungslösungen)
- Die Infusionstherapie managen
- Voraussetzungen der Infusionstherapie klären
  - Die Verantwortungsbereiche im Sinne des Delegationsrechts verstehen
  - Bei der Anlage eines PVKs assistieren
  - Die Infusionsmaterialien kennenlernen
  - Infusionssteuerungsarten unterscheiden
- Die Infusionstherapie vorbereiten
  - Eine Infusion richten
  - Medikamente zu einer Infusion hinzufügen
  - Die Tropfengeschwindigkeit berechnen
- Die Infusionstherapie durchführen
  - Den Infusionsplan koordinieren
  - Eine Infusion anwärmen
  - Eine Infusion verabreichen
  - Die Infusionstherapie überwachen
- Die Infusionstherapie nachbereiten
  - Die Infusionstherapie dokumentieren
- Die Infusionstherapie fachlich korrekt durchführen
- Erfahrungen mit pflegerischem Fehlverhalten im Rahmen der Infusionstherapie reflektieren und diskutieren
- Folgen des pflegerischen Fehlverhaltens im Rahmen der Infusionstherapie identifizieren
- Eine pflegerische Haltung in Bezug auf das Durchführen einer Infusionstherapie anbahnen

---

Tabelle 4.8 Inhalte LS_08: Perioperative Pflege von Menschen verschiedener Altersgruppen fallbezogen planen

LS_08: Perioperative Pflege von Menschen verschiedener Altersgruppen fallbezogen planen (16 Std.)
– Zusammenführende fallbasierte Erarbeitung von Pflegeplanungen zu Menschen verschiedener Altersgruppen der Lernsituationen LS_01 bis LS_07 (vor dem Hintergrund der Pflegediagnosen: Akuter Schmerz, Angst, Verzögerte postoperative Erholung)

Tabelle 4.9 Trainingseinheiten der Lernsituationen

Lernsituation	Praktische Trainingseinheit
LS_01: Die präoperative Pflege von Menschen aller Altersstufen managen	Situationsanalyse - „Patient:in wird für die OP abgerufen"
LS_02: Die intraoperative Pflege von Menschen aller Altersstufen managen	Steriles Arbeiten im OP – Anziehen steriler Kleidung
LS_03: Die postoperative Pflege von Menschen aller Altersstufen managen	Simulation – Postoperative Übernahme mit Erstversorgung
LS_04: Menschen mit akutem Schmerz postoperativ pflegerisch versorgen	Beratungsgespräch – Umgang mit postoperativen akuten Schmerzen
LS_05: Menschen mit operativen Wunden und Drainagen pflegerisch versorgen	Handlungskette – Durchführung eines aseptischen Verbandswechsels bei einer unkomplizierten Wunde
LS_06: Menschen mit transurethralem Blasenverweilkatheter pflegerisch versorgen	Handlungskette – Legen eines transurethralen Blasenverweilkatheters
LS_07: Infusionstherapie pflegerisch managen	Handlungskette – Eine Infusion vorbereiten
LS_08: Perioperative Pflege von Menschen verschiedener Altersgruppen fallbezogen planen	Anamnesegespräch – Erfassung von Informationen zur Erstellung einer Pflegeplanung

4.4   Planung der Simulation und der Skilltrainings

Im nächsten Schritt erfolgt die inhaltliche Ausgestaltung eines beispielhaft aus-gewählten Skilltrainings und der Simulation. Die Skilltrainings stellen primär ein praktisches Fertigkeitstraining passend zu den theoretischen Lehrinhalten dar und sekundär bereiten sie die Lernenden auf die Simulation vor. In der Simulation finden sich Anteile aus den Skilltrainings wieder, die Lernenden werden über das Skilltraining langsam mit der Simulation vertraut gemacht und der Grad der Kom-plexität nimmt mit der Abschlusssimulation zu. Bei der Planung der Skilltrainings werden alle Kompetenzbereiche der Lernenden geschult. So werden beispiels-weise alleinstehende Handlungsketten und technische Skills trainiert (z. B. der Verbandswechsel, das Vorbereiten einer Infusion) sowie Beratungssituationen mit einem kommunikativen Schwerpunkt (z. B. Umgang mit postoperativen akuten Schmerzen) geübt. Die Lernsituation_03 bildet den Abschluss der curricularen Einheit und beinhaltet somit auch die abschließende Simulation. Durch den theo-retischen Unterricht, das Lernen im Skills-Lab und der Simulation werden die Lernenden umfangreich auf den Teil der praktischen Ausbildung vorbereitet. Abbildung 4.3 veranschaulicht die Verknüpfung der Lernbereiche.

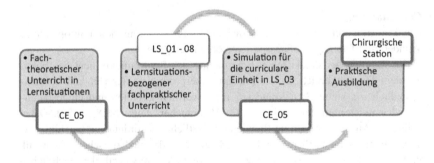

Abbildung 4.3 Lernbereiche für die CE_05 in der Ausbildung (Quelle: Kruse, Klemme, 2015, S. 189, eigene Darstellung)

Die Sachanalyse und die didaktische Analyse erfolgen nur für den theore-tisch notwendigen Teil des Skilltrainings, weil der Fokus dieser Arbeit auf der Konzepterstellung zum simulationsbasierten Lernen zu den theoretischen Unter-richtsinhalten liegt. Es wird von einer vorangegangenen Unterrichtsreihenplanung zu den Unterrichtsinhalten ausgegangen.

4.5   Skilltraining_LS_05: Menschen mit operativen Wunden und Drainagen pflegerisch versorgen

Die Lernsituation_05 wurde als exemplarische Lernsituation ausgewählt, um beispielhaft ein technisches Skilltraining abzubilden. Sie nimmt einen scheinbar geringfügigen Anteil in der Abschlusssimulation ein. Dennoch hat sie in Form der Beobachtung des postoperativen Verbandes in der Abschlusssimulation Relevanz. Dadurch wird deutlich, dass jedes identifizierte Skilltraining Bestandteil einer Simulation werden kann. Variieren die notwendigen Pflegeinterventionen in der Simulation, kann die Durchführung des Verbandswechsels umfänglicher in die Simulation eingebettet werden. Die Ausgestaltung erfolgt anhand der Skilltraining Matrix für Lehrende, auf die Mitglieder des „SimNAT" Zugriff haben. Die Übersichts-Matrix (Anhang C) gibt eine zusammenfassende Übersicht über das Skilltraining und erleichtert die praktische Durchführung für die Lehrenden.

Skilltraining
Das Skilltraining erhält folgenden Titel:
Durchführung eines aseptischen Verbandswechsels bei einer unkomplizierten Wunde

Curriculare Einbettung
Die Lernsituation wird in der Lernsituation 05_ „ Menschen mit operative Wunden und Drainagen pflegerisch versorgen" eingebettet.
Im Rahmen der didaktischen Begründung des Skilltrainings liegt der Fokus auf dem Themenbereich III – „Intra- und interprofessionelles Handeln in unterschiedlichen systemischen Kontexten verantwortlich gestalten und mitgestalten" (Bundesministerium der Justiz und für Verbraucherschutz, 2018, S. 38). Dabei sollen die Auszubildenden im Rahmen der ärztlichen Anordnungen befähigt werden, „eigenständig ärztlich veranlasste Maßnahmen der medizinischen Diagnostik und Therapie bei Menschen aller Altersstufen entsprechend den rechtlichen Bestimmungen durchzuführen" (Bundesministerium der Justiz und für Verbraucherschutz, 2018, S. 39). Im Kontext des Skilltrainings wird unter der medizinischen Therapie die Versorgung von Wunden verstanden. Auszubildende werden durch das Skilltraining befähigt, einen Wundverbandswechsel fachlich korrekt durchzuführen.
Im Rahmenlehrplan sind die Inhalte der CE_05_LS_05 „Menschen mit operativen Wunden und Drainagen pflegerisch versorgen" dem 1./2. Ausbildungsdrittel

zugeordnet (Wundversorgung; Wundmanagement; Durchführung eines Verbandswechsels bei vergleichsweise unkomplizierten Wunden) (Rahmenlehrpläne der Fachkommission, 2019, S. 83).

Das schulinterne Curriculum verortet die vorangegangenen Lehrinhalte in der CE_05_LS_05 „Menschen mit operativen Wunden und Drainagen pflegerisch versorgen". Die Stundenzahl beträgt 8 Unterrichtsstunden für die LS. Das Curriculum der ZfG (Ahaus, Duwendag, & Gustke, 2020, S. 179). sieht für die LS folgende theoretische Inhalte vor:

– Verletzungen des Körpers
– Gewebeschädigung der Haut
– Verantwortung angesichts möglicher Risiken
– Verschiedene, exemplarisch ausgewählte, häufig vorkommende chirurgische Eingriffe am Skelett und im Bauchraum
– Arbeitsschutz und Prävention von Risiken
– Wundmanagement
– Wundpflege (primärer Wundverschluss)
– Wundpflege von Drainagesystemen

Zu fördernde Kompetenzen
Durch das Training „Durchführung eines aseptischen Verbandswechsels bei einer unkomplizierten Wunde" werden folgende Kompetenzen gefördert (Tabelle 4.10):

Definition / Sachanalyse
Durch die Abdeckung postoperativer Wunden mit einem sterilen Wundverband wird das Einschleppen von Bakterien und Fremdkörpern vermieden. Der Wundverband schützt die Wunde vor äußeren Einflüssen wie Druck, Reibung und Nässe. (Sack, 2018, S. 132)

Der sterile Verbandwechsel stellt ein zentrales Element der modernen Wundversorgung dar, da durch diesen die Kontamination der Wunde durch Bakterien vermieden wird (Dold, 2017, S. 68). Der erste postoperative Verbandswechsel bei komplikationslosem Verlauf erfolgt frühestens 48 Stunden nach der OP (RKI, 2018, S. 462). Der Ablauf des sterilen Verbandswechsels lässt sich in drei Phasen gliedern und wird nachfolgend beschrieben.

Tabelle 4.10 Zu fördernde Kompetenzen der Lernenden gemäß § 7 PflAPrV im Skilltraining

---

Berufliche Handlungskompetenz (§7 PflAPrV, 2018, Anlage 1)

III.2. Ärztliche Anordnungen im Pflegekontext eigenständig durchführen.

III. 2. a) Die Auszubildenden beachten die Anforderungen der Hygiene und wenden Grundregeln der Infektionsprävention in den unterschiedlichen pflegerischen Versorgungsbereichen an.

III. 2. b) Die Auszubildenden wirken entsprechend den rechtlichen Bestimmungen an der Durchführung ärztlich veranlasster Maßnahmen der medizinischen Diagnostik und Therapie im Rahmen des erarbeiteten Kenntnisstandes mit.

IV. 2. Das eigene Handeln auf der Grundlage von Gesetzen, Verordnungen und ethischen Leitlinien reflektieren und begründen.

IV. 2. e) Die Auszubildenden sind aufmerksam für die Ökologie in den Gesundheitseinrichtungen, verfügen über grundlegendes Wissen zu Konzepten und Leitlinien für eine ökonomische und ökologische Gestaltung der Einrichtung und gehen mit materiellen und personellen Ressourcen ökonomisch und ökologisch nachhaltig um.

Inhaltliche Konkretisierung der Kompetenzbeschreibung anhand der KMK (2021, S. 15–16) und den Anforderungen gemäß § 5 Abs. 1 des PflBG (2017, k.S)
Die Lernenden…

Fachkompetenz:	**Personalkompetenz:**
– führen die sechs Schritte der hygienischen Händedesinfektion fachlich korrekt durch.	– entwickeln ein eigenständiges Verständnis für die Notwendigkeit des hygienischen Arbeitens.
– führen die Flächendesinfektion fachlich korrekt durch.	– entwickeln ein eigenständiges Verständnis für die Notwendigkeit des aseptischen Verbandswechsels.
– führen den Verbandswechsel hygienisch korrekt durch.	– entwickeln ein eigenständiges Verständnis für die Notwendigkeit einer ökonomischen und ökologischen Arbeitsweise.
– erkennen Komplikationen im Zusammenhang mit dem Verbandswechsel.	– entwickeln ein sicheres routiniertes pflegerisches Handeln.
– kennen die Materialien, die für den aseptischen Verbandswechsel benötigt werden und wählen sie eigenständig aus.	– arbeiten verantwortungsbewusst.
– führen den aseptischen Verbandswechsel fachlich korrekt durch.	
– berücksichtigen ökonomische und ökologische Aspekte.	
– beachten beim Einsatz materieller Ressourcen die Grundsätze der Nachhaltigkeit.	

(Fortsetzung)

Tabelle 4.10   (Fortsetzung)

Berufliche Handlungskompetenz (§7 PflAPrV, 2018, Anlage 1)

Methodenkompetenz:
– interagieren alleine, mit einer/einem Partner:in oder im Team.
– setzen die Handlungskette zum aseptischen Verbandwechsel methodengeleitet um.

Sozialkompetenz:
– interagieren wertschätzend und respektvoll miteinander.
– unterstützen sich gegenseitig im Lernprozess.

Interkulturelle Kompetenz:
– berücksichtigen die eigenen kulturellen Aspekte und die der zu pflegenden Person.

Kommunikative Kompetenz:
– kommunizieren wertschätzend und respektvoll miteinander.
– kommunizieren Kritik und bringen sich kommunikativ angemessen in den Lernprozess ein.

Lernkompetenz:
– fordern eigenständig Hilfestellung bei Lernhindernissen ein.
– steuern den Lernprozess im Rahmen des Skilltrainings dem Ausbildungsniveau entsprechend selbstständig.

Selbstreflexion:
– hinterfragen das eigene Handeln und passen gegebenenfalls Handlungsschritte dem Handlungs- bzw. Lernprozess an.

Wissenstransfer:
– übertragen die Grundsätze des hygienischen Arbeitens auf gleiche und ähnliche Handlungssituationen.
– übertragen die Grundsätze des aseptischen Verbandwechsels auf gleiche und ähnliche Handlungssituationen.
– übertragen die Grundsätze einer ökonomischen und ökologischen Arbeitsweise auf gleiche und ähnliche Handlungssituationen.
– transferieren das Gelernte in die pflegerische Praxis.

Zur Vorbereitung werden alle benötigten Materialien vorbereitet und auf einem desinfizierten Tablett bereitgestellt (RKI, 2018, S. 462; Sack, 2018, S. 133). Folgende Materialien werden benötigt (Protz, 2019, S. 83; Sack, 2018, S. 133): Händedesinfektionsmittel, keimarme Einmalhandschuhe, sterile Handschuhe, sterile Pinzette, sterile Kompressen / sterile Wundauflagen, sterile Pflaster und einen Abwurf. Optional sind: Wundantiseptikum, Mund-Nasen-Schutz, Schutzkittel.

Beim Betreten des Zimmers und vor dem ersten Patient:innenkontakt erfolgt die hygienische Händedesinfektion und der:die Patient:in wird über die Pflegemaßnahme informiert. Bei Bedarf wird ein vorheriger Toilettengang oder ähnliches ermöglicht. Die Materialien werden vorbereitet und passend platziert.

Dabei sollte der Abstand zum Bett so groß wie möglich sein, um eine Kontamination der Materialien zu vermeiden. Die Fenster werden geschlossen, der Raum sollte gut beleuchtet sein und bei Bedarf sollte ein Sichtschutz aufgestellt werden. (Protz, 2019, S. 84; Sack, 2018, S. 133)

Anschließend wird nach der Händedesinfektion der alte Verband mit Einmalhandschuhen behutsam entfernt. Dabei wird geprüft, ob das Verbandsmaterial Exsudat oder Blut aufgenommen hat. Der Verband wird zusammen mit den Einmalhandschuhen verworfen und es erfolgt eine erneute hygienische Händedesinfektion. Danach wird der Wundstatus der Wunde erhoben. Bei Bedarf erfolgt die Wundreinigung mittels physiologischer Wundspülung. Kleine Ablagerungen können mit einem sterilen Tupfer und einer sterilen Pinzette vorsichtig entfernt werden. Zeigt die Wunde Zeichen einer Infektion, wird die Wunde mit einem Antiseptikum behandelt (nach Arztanordnung). (Protz, 2019, S. 84; Sack, 2018, S. 134)

Im nächsten Schritt erfolgt das Aufbringen der sterilen Wundauflage. Das Aufbringen der Wundmaterialien ist mittels einer sterilen Pinzette (Non-Touch-Technik) oder mit sterilen Handschuhen (Touch-Technik) möglich. Der Verbandswechsel erfolgt unter strikten aseptischen Bedingungen. Das Öffnen der Materialien erfolgt steril und wird zuvor durchgeführt oder die Materialien werden durch eine zweite Person steril angereicht. (Protz, 2019, S. 84; Sack, 2018, S. 135)

Abschließend wird der keimarme Sekundärverband aufgebracht. Das Aufbringen darf ohne sterile Handschuhe erfolgen, sofern das Pflastermaterial ausschließlich an den seitlichen Hafträndern berührt wird. Der Verbandswechsel schließt mit der Entsorgung der Materialien, einer Oberflächendesinfektion und der hygienischen Händedesinfektion ab. Die professionell Pflegenden fragen den:die Patient:in nach dem Wohlbefinden und sorgen für eine sichere Patient:innenumgebung. Zuletzt wird die Durchführung dokumentiert. (Protz, 2019, S. 84; Sack, 2018, S. 137)

Didaktischer Hinweis

Die Durchführung eines aseptischen Verbandswechsels wurde im Unterricht zuvor theoretisch besprochen und in Form einer Handlungskette erarbeitet. Die Handlungskette dient als Grundlage des Skilltrainings. Durch das Training wird das erworbene Wissen gesichert. Die praktische Durchführung wird durch mindestens eine:n Lehrende:n betreut. Nach der Durchführung erfolgt im Plenum die Besprechung sowie Reflexion der Durchführung.

Aufbau der Übungsstation

Die Durchführung erfolgt optimaler Weise im Skills-Lab der Bildungseinrichtung. Dafür eignet sich ein Raum für Skilltrainings, in dem mehrere Lernende gleichzeitig trainieren können.

Für die Übungsstation werden pro zwei bis drei Auszubildenden ein „Arm-Modell" mit dem Erweiterungsmodul der „Wundauflage" benötigt (z. B. vom Hersteller Laerdal). Falls keine Modelle zur Verfügung stehen, können die Auszubildenden einen Verbandswechsel am Unterarm anderer Auszubildender durchführen. Hierfür sollte eine Wundfläche mit einem geeigneten Hautstift eingezeichnet werden können.

Des Weiteren erhalten die Auszubildenden den Arbeitsauftrag mit der Handlungskette zum aseptischen Verbandswechsel schriftlich (Anhang D).

Nachfolgend wird der Ablauf, gegliedert in die Phasen Vorbereitung, Durchführung und Nachbereitung stichpunktartig beschrieben.

Vorbereitung

Benötigte Materialien:

- Händedesinfektionsmittel
- Keimarme Einmalhandschuhe
- Evtl. Wunddesinfektionsmittel
- Evtl. Mund-Nasen-Schutz
- Evtl. Schutzkittel
- Sterile Unterlage
- Sterile Handschuhe / Sterile Pinzette
- Sterile Kompressen
- Sterile Wundauflagen
- Sterile Pflaster
- Abwurf

Durchführung

- Hygienische Händedesinfektion
- Vorbereitung der Materialien unter aseptischen Bedingungen
- Verband mit Einmalhandschuhen entfernen
- Verband mit Einmalhandschuhen verwerfen
- Hygienische Händedesinfektion
- Wundreinigung mit physiologischer Wundspülung und sterilen Tupfern (Pinzette)

- Aufbringen der Wundauflagen mit steriler Pinzette (Non-Touch-Technik) oder mit sterilen Handschuhen (Touch-Technik)
- Aufbringen des sterilen Pflasters

Nachbereitung

- Entsorgung der Materialien
- Hygienische Händedesinfektion
- Oberflächendesinfektion
- Besprechung der Durchführung

Dokumentation

Die Dokumentation des Verbandwechsels entfällt, da die Durchführung des Ablaufs eines Verbandwechsels im Vordergrund steht. Der Fokus dieses Trainings liegt nicht auf der Wundbeobachtung, sodass die Dokumentation des Wundstatus nicht notwendig ist. Durch das Abhaken der Pflegemaßnahme „Verbandswechsel" in der Dokumentation erzielen die Auszubildenden keine Lerneffekte, sodass an dieser Stelle darauf verzichtet werden kann.

Patient:innensicherheit

Das Training erfolgt an Modellen, beziehungsweise als gegenseitige Übung der Lernenden. Es kann davon ausgegangen werden, dass es zu keiner Gefährdung durch das Training kommen kann.

Reflexionskriterien

Das Skilltraining zum Verbandswechsel fokussiert sich auf die Fachkompetenz, einen Verbandwechsel richtig und strukturiert durchzuführen, sodass sich die Fragen zur Reflexion auf die Durchführung des Verbandswechsels beziehen. Hierfür bieten sich folgende Reflexionsfragen an:

- Wie bewerten Sie Ihre Vorbereitung, Durchführung und Nachbereitung anhand Ihres theoretischen Wissens? (Empirisches Wissen)
- Auf was haben Sie bei der Durchführung besonders geachtet? (Ästhetisches Wissen)
- Was ist Ihnen gut gelungen und was ist Ihnen nicht gut gelungen? (Ästhetisches Wissen)
- Welche Gedanken hatten Sie beim Training und wodurch wurden sie beeinflusst? (Persönliches Wissen)

- In welchen Fällen können Sie begründet von der Handlungskette abweichen? (Empirisches Wissen)
- Was würden Sie beim nächsten Mal anders machen? (Persönliches Wissen) (in Anlehnung an Dreifuerst, Bradley & Johnson, 2021, S.51)

Lernvereinbarungen
Der Unterricht in der CE_05_LS_05 „Menschen mit operativen Wunden und Drainagen pflegerisch versorgen" behandelt neben der Versorgung von Wunden unter anderem auch den Umgang mit Drainagesystemen. Das Skilltraining zur CE_05_LS_05 zielt darauf ab, einen aseptischen Verbandswechsel praktisch durchzuführen. Es bietet sich an, einen Transfer auf vergleichbare Verbandswechsel wie zum Beispiel einen aseptischen Verbandswechsel bei einer liegenden Drainage zu vereinbaren. Zudem können auf Grundlage des Skilltrainings Handlungsschritte entwickelt werden, die von der ursprünglichen Handlungskette abweichen, jedoch aufgrund der Situationsbedingungen pflegerisch begründet werden können (z. B. Verbandswechsel bei mangelnden materiellen Ressourcen im ambulanten Setting). Dadurch wird der Theorie-Praxis-Transfer weiter gefördert.

Literatur
Die Darstellung der Literatur erfolgt im Literaturverzeichnis der gesamten Arbeit. Im Anhang D wird die verwendete Literatur für das Skilltraining in der Matrix ausgewiesen.

4.6 Integration der Skills in die Simulation

In Abschnitt 4.3 wurden die Skilltrainings für die einzelnen Lernsituationen aufgrund der theoretischen Inhalte und den Vorgaben des Rahmenlehrplans sowie des schulinternen Curriculums identifiziert. In Abschnitt 4.5 erfolgte anschließend die Ausgestaltung eines exemplarisch ausgewählten Skilltrainings. In diesem Kapitel werden die Anteile der Skilltrainings, welche für das Simulationsszenario bedeutend sind, dargestellt. Dieses Kapitel dient dazu zu veranschaulichen, dass Skilltrainings in der Pflegeausbildung für die Durchführung von Simulationen relevant sind. Tabelle 4.11 veranschaulicht die für die Simulation relevanten, geförderten Kompetenzen aus den Skilltrainings und zeigt, inwiefern sich die Kompetenzen in Handlungen und Interventionen in der Simulation anwenden lassen. Es werden nur die zu fördernden Kompetenzen aus den Skilltrainings abgebildet, die eine Relevanz für die Simulation haben.

Tabelle 4.11 Anteile der Skilltrainings in der Simulation (eig. Darstellung)

Lernsituation und Skilltraining	Zu fördernde Kompetenzen als Kompetenzgrundlage für die Simulation Lernende...	Umsetzung und Anteil in der Simulation
LS_01: Situationsanalyse - „Patient:in wird für die OP abgerufen"	– kennen die Schritte und Elemente der präoperativen Vorbereitung von Patient:innen. – entwickeln eine sichere und routinierte Beobachtungsgabe.	– Lernende beobachten die Situation der Patientin und achten auf postoperative Elemente (z. B. Lage von Drainagen, Nachblutungen, Bettbremse zur Sicherung).
LS_02: Steriles Arbeiten im OP – Anziehen steriler Kleidung	– führen die sechs Schritte der hygienischen Händedesinfektion fachlich korrekt durch. – entwickeln ein eigenständiges Verständnis für die Notwendigkeit des hygienischen Arbeitens.	– Lernende sind sensibilisiert in der gesamten Simulation hygienisch korrekt zu arbeiten (z. B. Händedesinfektion, Hygiene beim Richten von Medikamenten und Umgang mit Wunden und Drainagen).
LS_04: Beratungsgespräch – Umgang mit post-operativen akuten Schmerzen	– erheben Schmerzen anhand geeigneter Assessments (z. B. NRS). – kennen medikamentöse und nicht medikamentöse Interventionen zur Schmerzreduktion. – führen eine adressatengerechte, situationsbezogene Kommunikation durch und vermitteln Sicherheit.	– Lernende kommunizieren in der Simulation situationsbezogen und adressatengerecht und vermitteln der Patientin Sicherheit. – Lernende erfragen Schmerzen anhand von Assessments (z. B. NRS)

(Fortsetzung)

Tabelle 4.11 (Fortsetzung)

Lernsituation und Skilltraining	Zu fördernde Kompetenzen als Kompetenzgrundlage für die Simulation Lernende…	Umsetzung und Anteil in der Simulation
LS_05: Handlungskette – Durchführung eines aseptischen Verbandswechsels bei einer unkomplizierten Wunde	– erkennen Komplikationen im Zusammenhang mit dem Verbandswechsel.	– Lernende kennen die Gefahr von Nachblutungen und führen eine postoperative Beobachtung des Verbandes durch. – Lernende erklären der Patientin weitere Abläufe im Zusammenhang mit dem Verband – Lernende entfernen den Verband bei äußerlich unauffälligem Zustand nicht.
LS_06: Handlungskette – Legen eines transurethralen Blasenverweilkatheters	– beurteilen die Lage des Blasenkatheters. – achten auf Komplikationen im Zusammenhang mit Blasenkathetern.	– Lernende erkennen, dass der Blasenverweilkatheter unter dem Bein verläuft und dadurch nicht richtig fördern kann.
LS_07: Handlungskette – Eine Infusion vorbereiten	– richten eine Infusion fachlich korrekt.	– Lernende verabreichen der Patientin die Bedarfsmedikation intravenös als Infusion.
LS_08: Anamnesegespräch – Erfassung von Informationen zur Erstellung einer Pflegeplanung	– erheben pflegerisch relevante Daten zur Erstellung einer Pflegeplanung. – führen eine adressatengerechte, situationsbezogene Kommunikation durch und vermitteln Sicherheit.	– Lernende kommunizieren in der Simulation situationsbezogen und adressatengerecht und vermitteln der Patientin Sicherheit. – Lernende erfragen pflegerelevante Aspekte und übernehmen die Patientin aus dem Aufwachraum.

Die abgebildeten Anteile und geförderten Kompetenzen aus den jeweiligen Skilltrainings zeigen, dass der fachpraktische Unterricht in Form von Skilltrainings eine hohe Relevanz für das abschließende Simulationsszenario hat. Die Lernenden erfahren durch die Skilltrainings eine Vorbereitung auf die Simulation und werden schwerpunktmäßig im Skilltraining in der jeweiligen Pflegeintervention geschult. Der Vorteil der Skilltrainings liegt darüber hinaus in der Zeit- und Ressourcenersparnis, weil hier im Klassenverbund gelernt und geübt werden kann. Damit lässt sich die Kombination aus vorangestellten Skilltrainings und einer Abschlusssimulation aus Sicht der Verfasserin in das schulinterne Curriculum implementieren

Simulationsszenario 5

Dieses Kapitel beschreibt das Simulationsszenario zur Lernsituation_03 und bildet gleichzeitig die Abschlusssimulation für die CE_05. Die Ausgestaltung orientiert sich an den Empfehlungen des SimNAT zur Gestaltung und Planung von Simulationen (SimNat, k.D.; SimNat, 2020). Die Übersichts-Matrix (Anhang E) gibt eine Übersicht über das Simulationsszenario und erleichtert die praktische Durchführung für die Lehrenden. Die Anhänge F und G beinhalten weitere Arbeitsmaterialien (Arbeitsauftrag und Patient:innen Kurve) zur Durchführung der Simulation.

Ergänzende Information Die elektronische Version dieses Kapitels enthält Zusatzmaterial, auf das über folgenden Link zugegriffen werden kann https://doi.org/10.1007/978-3-658-43178-5_5.

D. M. Strzys, *Vom fachpraktischen Unterricht zur Simulation in der Pflege*, Forschungsreihe der FH Münster, https://doi.org/10.1007/978-3-658-43178-5_5

5.1   Curriculare Einbettung

Die Simulation wird in die Lernsituation 03_„Die postoperative Pflege von
Menschen aller Altersstufen managen" eingebettet.

Im Rahmen der didaktischen Begründung der Simulation liegt der Fokus
auf dem Kompetenzbereich III – „Intra- und interprofessionelles Handeln in
unterschiedlichen systemischen Kontexten verantwortlich gestalten und mitgestalten" (Bundesministerium der Justiz und für Verbraucherschutz, 2018, S. 38).
Sie „beobachten und interpretieren die mit einem medizinischen Eingriff verbundenen Pflegephänomene und Komplikationen in stabilen Situationen" und
werden befähigt „eigenständig ärztlich veranlasste Maßnahmen der medizinischen Diagnostik und Therapie bei Menschen aller Altersstufen entsprechend den
rechtlichen Bestimmungen durchzuführen" (Bundesministerium der Justiz und für
Verbraucherschutz, 2018, S. 39).

Auszubildende werden durch die Simulation befähigt, Patient:innen postoperativ zu übernehmen und die Erstversorgung durchzuführen.

Im Rahmenlehrplan sind die Inhalte der CE_05_LS_03 „Die postoperative
Pflege von Menschen aller Altersstufen managen" dem 1./2. Ausbildungsdrittel
zugeordnet (Exemplarisch ausgewählte, häufig vorkommende chirurgische Eingriffe; Risiken, wie beeinträchtigtes Wohlbefinden, Übelkeit; akuter Schmerz)
(Rahmenlehrpläne der Fachkommission, 2019, S. 83). Im Rahmenlehrplan ist die
Lern- und Arbeitsaufgabe „postoperative Versorgung von Patient:innen durchführen" aufgeführt (Rahmenlehrpläne der Fachkommission, 2019, S. 92). Die
Simulation bereitet die Auszubildenden auf diese Lern- und Arbeitsaufgabe durch
den dritten Lernort vor. Dadurch ist die curriculare Verankerung geschaffen, die
postoperative Übernahme eines zu pflegenden Menschen aus dem Aufwachraum
und die pflegerische Erstversorgung als Simulation auszugestalten.

5.2   Zu fördernde Kompetenzen

Durch die Simulation „Postoperative Übernahme mit Erstversorgung" werden
folgende Kompetenzen gefördert (Tabelle 5.1):

Tabelle 5.1 Zu fördernde Kompetenzen der Lernenden gemäß §7 PflAPrV im Simulationsszenario

---

Berufliche Handlungskompetenz (§7 PflAPrV, 2018, Anlage 1)

I. 1. „Die Pflege von Menschen aller Altersstufen verantwortlich planen, organisieren, gestalten, durchführen, steuern und evaluieren."

I. 1. b) Die Auszubildenden beteiligen sich an der Organisation und Durchführung des Pflegeprozesses.

I. 1. c) Die Auszubildenden nutzen ausgewählte Assessmentverfahren und beschreiben den Pflegebedarf unter Verwendung von pflegediagnostischen Begriffen.

I. 2. „Pflegeprozesse und Pflegediagnostik in akuten und dauerhaften Pflegesituationen verantwortlich planen, organisieren, gestalten, durchführen, steuern und evaluieren."

I. 2. f) Die Auszubildenden verfügen über ein grundlegendes Verständnis zu physischen, psychischen und psychosomatischen Zusammenhängen, die pflegerisches Handeln begründen.

II. 1. „Kommunikation und Beratung personen- und situationsorientiert gestalten."

II. 1. b) Die Auszubildenden bauen kurz- und langfristige Beziehungen mit Menschen unterschiedlicher Altersphasen und ihren Bezugspersonen auf und beachten dabei die Grundprinzipien von Empathie, Wertschätzung, Achtsamkeit und Kongruenz.

III. 1. „Verantwortung in der Organisation des qualifikationsheterogenen Pflegeteams übernehmen."

III. 1. e) Die Auszubildenden beteiligen sich an Teamentwicklungsprozessen und gehen im Team wertschätzend miteinander um.

III.2. „Ärztliche Anordnungen im Pflegekontext eigenständig durchführen."

III. 2. a) Die Auszubildenden beachten die Anforderungen der Hygiene und wenden Grundregeln der Infektionsprävention in den unterschiedlichen pflegerischen Versorgungsbereichen an.

III. 2. b) Die Auszubildenden wirken entsprechend den rechtlichen Bestimmungen an der Durchführung ärztlich veranlasster Maßnahmen der medizinischen Diagnostik und Therapie im Rahmen des erarbeiteten Kenntnisstandes mit.

III. 2. c) Die Auszubildenden beobachten und interpretieren die mit einem medizinischen Eingriff verbundenen Pflegephänomene und Komplikationen in stabilen Situationen.

IV. 2. „Das eigene Handeln auf der Grundlage von Gesetzen, Verordnungen und ethischen Leitlinien reflektieren und begründen."

IV. 2. e) Die Auszubildenden sind aufmerksam für die Ökologie in den Gesundheitseinrichtungen, verfügen über grundlegendes Wissen zu Konzepten und Leitlinien für eine ökonomische und ökologische Gestaltung der Einrichtung und gehen mit materiellen und personellen Ressourcen ökonomisch und ökologisch nachhaltig um.

(Fortsetzung)

Tabelle 5.1 (Fortsetzung)

Berufliche Handlungskompetenz (§7 PflAPrV, 2018, Anlage 1)

V. 2. „Das eigene Handeln auf der Grundlage von wissenschaftlichen Erkenntnissen und berufsethischen Werthaltungen und Einstellungen reflektieren und begründen."
V. 2. d) Die Auszubildenden reflektieren ihre persönliche Entwicklung als professionell Pflegende.

Inhaltliche Konkretisierung der Kompetenzbeschreibung anhand der KMK (2021, S. 15–16) und den Anforderungen gemäß § 5 Abs. 1 des PflBG (2017, k.S)
Die Lernenden…

Fachkompetenz:	Personalkompetenz:
– kennen die Inhalte einer pflegerischen Übergabe.	– entwickeln ein eigenständiges Verständnis für die Notwendigkeit des hygienischen Arbeitens.
– führen eine postoperative Übernahme aus dem Aufwachraum sicher durch.	– entwickeln ein eigenständiges Verständnis für die Notwendigkeit einer ökonomischen und ökologischen Arbeitsweise.
– ermitteln das Schmerzausmaß anhand eines geeignetes Assessments (z. B. NRS, VRS).	
– erheben das Risiko für PONV und beurteilen dieses.	– entwickeln ein sicheres routiniertes pflegerisches Handeln.
– erheben Vitalparameter und beurteilen diese.	– lösen unerwartete Ereignisse kompetent und sicher.
– beurteilen die Lage von Drainagen und Kathetern.	– arbeiten verantwortungsbewusst.
– erkennen Komplikationen im Zusammenhang mit postoperativen Wunden.	– schätzen eigene Grenzen im Rahmen der Simulation ein und benennen diese.
– wählen begründet geeignete pflegerische Interventionen aus.	– vertreten ihre Rolle als professionell Pflegende.
– erläutern ihr pflegerisches Handeln.	
– führen eine adressat:innengerechte, situationsbezogene Kommunikation durch und vermitteln Sicherheit.	
– erkennen nonverbale Kommunikation.	
– führen die sechs Schritte der hygienischen Händedesinfektion fachlich korrekt durch.	
– führen die Flächendesinfektion fachlich korrekt durch.	
– führen das Infusionsmanagement fachlich korrekt durch.	
– berücksichtigen ökonomische und ökologische Aspekte.	
– beachten beim Einsatz materieller Ressourcen die Grundsätze der Nachhaltigkeit.	

Methodenkompetenz:
– interagieren situationsbezogen alleine, mit einem:einer Partner:in oder im Team.

(Fortsetzung)

Tabelle 5.1 (Fortsetzung)

Berufliche Handlungskompetenz (§7 PflAPrV, 2018, Anlage 1)

Sozialkompetenz:
- interagieren wertschätzend und respektvoll miteinander.
- unterstützen sich gegenseitig im Lernprozess.
- beurteilen Feedback angemessen.

Interkulturelle Kompetenz:
- berücksichtigen die eigenen kulturellen Aspekte und die der zu pflegenden Person.

Kommunikative Kompetenz:
- kommunizieren wertschätzend und respektvoll miteinander.
- kommunizieren Kritik und bringen sich kommunikativ angemessen in den Lernprozess ein.

Lernkompetenz:
- lernen das Lernen in einer Simulationssituation.
- fordern eigenständig Hilfestellung bei Lernhindernissen ein.
- steuern den Lernprozess im Rahmen der Simulation dem Ausbildungsniveau entsprechend selbstständig.
- beschreiben im Rahmen des Debriefings ihr Handeln und begründen dieses.
- analysieren im Rahmen des Debriefings ihr Handeln.
- schätzen ihren Lernerfolg im Rahmen des Debriefings ein.

Selbstreflexion:
- hinterfragen das eigene Handeln und passen gegebenenfalls Handlungsschritte dem Handlungs- bzw. Lernprozess an.

Wissenstransfer:
- übertragen das Gelernte auf gleiche und ähnliche Handlungssituationen.
- leiten Handlungsalternativen begründet ab.
- transferieren das Gelernte in die pflegerische Praxis.

5.3   Auswahl und Gestaltung der Handlungssituation

Die Durchführung einer möglichst realitätsnahen Simulation erfordert die Kon-struktion einer geeigneten Handlungssituation. Grande et al. (2018, S. 237) geben bei der Entwicklung von Handlungssituationen zu bedenken, dass das reine „Aus-denken" von „Fällen" ein hohes Risiko birgt, wenig realistisch zu sein und so konstruiert zu sein, dass es nur auf die gewünschten Lernziele der Lehrenden abgestimmt wird. Sie empfehlen die Perspektive der Auszubildenden einzuneh-men, Lernende und Expert:innen zu befragen und ein Szenario zu entwickeln, dessen Lernziele messbar sind. Simulationsszenarien sollten dabei auch nicht zu kompliziert und anspruchsvoll gestaltet werden, da hierdurch die Lernenden in der Simulation nur noch auf plötzliche und kritische Ereignisse reagieren (Grande et al., 2018, S. 237).

Bei der Erstellung der Handlungssituation sind die Rahmenbedingungen durch die Lernsituation_03 „Die postoperative Pflege von Menschen aller Altersstufen managen und mögliche Komplikationen frühzeitig erkennen" vorgegeben. Durch die Festlegung der dritten Lernsituation als Abschluss der perioperativen Reihe entwickelte die Verfasserin ein Simulationsszenario im chirurgischen postoperativen Bereich. Aufgrund der beruflichen Erfahrung der Verfasserin im allgemeinchirurgischen Versorgungsbereich wurde die Wahl der möglichen Szenarien fachbezogen eingeschränkt, damit der Grad an Realität beurteilbar blieb. Anschließend fand ein Austausch mit Kolleg:innen mit ähnlichem beruflichem Schwerpunkt und pflegerischen sowie pädagogischen Erfahrungen statt, bei dem mögliche Szenarien diskutiert wurden. Aufgrund dessen konkretisierte sich die Vorstellung von einem realistischen Simulationsszenario weiter. Ebenfalls wurden bei der Erstellung die zu fördernden Kompetenzen der Lernenden, der Ausbildungsstand der Lernenden, mögliche Einsatzorte der kooperierenden Gesundheitseinrichtungen sowie die aktuellen und potentiellen räumlichen, personellen und finanziellen Ressourcen der ZfG berücksichtigt.

Des Weiteren wurden für die Auswahl und Gestaltung der Handlungssituation die konstitutiven Elemente einer Pflegesituation nach Hundenborn, Kreienbaum und Knigge-Demal (1996, zit. n. Hundenborn, 2007, S. 46) herangezogen. Hundenborn, Kreienbaum und Knigge-Demal orientieren sich bei ihrem systemischen Ansatz als Bezugsrahmen für fallbezogene Lehr- und Lernprozesse an den Merkmalen einer Pflegesituation nach Kaiser (Hundenborn, 2007, S. 45). Demnach besteht eine Pflegesituation aus einem Pflegeanlass, dem Erleben und Verarbeiten, Interaktionsstrukturen, der Institution und dem Pflegeprozess (Hundenborn, 2007, S. 45). Diese Eckpunkte stehen in einer wechselseitigen Abhängigkeit zueinander (Hundenborn, 2007, S. 45). Abbildung 5.1 zeigt grafisch die Abhängigkeiten der einzelnen Eckpunkte.

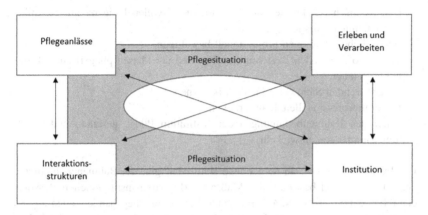

Abbildung 5.1 Konstitutive Merkmale einer Pflegesituation. (Quelle: Hundenborn, Kreienbaum & Knigge-Demal, 1996, zit. n. Hundenborn, 2007, S. 46)

Mögliche Pflegeanlässe ergeben sich aus Erkrankungen, Unfällen und Beeinträchtigungen, aus denen sich objektiv ein Pflegebedarf abzeichnet (Hundenborn, 2007, S. 46). Dieser Pflegebedarf wird durch persönliche Einflüsse des zu pflegenden Menschen individualisiert und durch die Wahrnehmung von professionell Pflegenden subjektiviert (Hundenborn, 2007, S. 46). Nach Hundenborn (2007, S. 46) benötigen professionell Pflegende trotz individuellen Pflegebedarfs folgende übergeordnete Kompetenzen, welche durch das Lernen in Pflegesituationen gefördert werden sollen:

- Bedeutungsvolle Veränderungen des gesundheitlichen Status des zu pflegenden Menschen erkennen, kommunizieren und dokumentieren
- In Notfallsituationen professionell handeln
- Komplikationen und potentielle Gefahren verhindern oder frühzeitig erkennen
- Die Ressourcen des zu pflegenden Menschen erfassen, nutzen und den Grad der pflegerischen Unterstützung an die Situation abstimmen
- Die Sichtweise von zu pflegenden Menschen berücksichtigen und die individuelle Situationsdeutung zulassen
- Pflegerische Maßnahmen erklären können
- Einen sensiblen Einsatz von Verarbeitungs- und Bewältigungsprozessen und eine gemeinsame Emotionsarbeit leisten
- Eigene Grenzen der Belastung erkennen und Angebote zur Entlastung annehmen

- Einen ethisch reflektierten und verantwortungsvollen Umgang mit Konflikt-
  und Dilemma-Situationen
- Bedrohliche Situationen professionell bewältigen
- Einen professionellen Beziehungsaufbau und die Phasen pflegerischer Bezie-
  hung gestalten
- Divergierenden Sichtweise fachlich begegnen
- Im multiprofessionellen Team arbeiten
- Unter den Rahmenbedingungen der Institution Pflege gestalten und Hand-
  lungsalternativen entwickeln

Die Institution als Ort, an dem Pflege stattfindet, gibt die Rahmenbedingungen
der Pflege vor und bestimmt das Maß an verfügbaren institutionellen Ressourcen (Hundenborn, 2007, S. 46). Pflegende richten ihr Pflegehandeln auch an den
rechtlichen und organisatorischen Vorgaben der Institution aus, wodurch ein Fall
durch sein Setting unterschiedliche „Arbeitsorte" abbilden kann (Hundenborn,
2007, S. 46). Interaktionsstrukturen bilden alle am Pflegeprozess beteiligten Personen ab (Hundenborn, 2007, S. 46). Je nach sozialem Netz werden Angehörige
und Familie in den Pflegeprozess eingebunden und Pflegende stellen eine Berufsgruppe eines interprofessionellen Teams in der Behandlung des zu pflegenden
Menschen dar (Hundenborn, 2007, S. 46).

Neben den konstitutiven Merkmalen lassen sich weitere bestimmte Anforderungen an ein Simulationsszenario stellen, welche ebenfalls berücksichtigt
wurden. Nach Kaiser (1983, zit. n. Hundenborn, 2007, S. 56) sollte ein „Fall"
der konkreten Wirklichkeit entsprechen. Durch eine reale Pflegesituation entsteht demnach automatisch ein angepasster Grad an Komplexität und es entsteht
eine gewisse Lebendigkeit im Szenario (Hundenborn, 2007, S. 56). Des Weiteren sollte das Szenario überschaubar sein (Kaiser, 1983, zit. n. Hundenborn,
2007, S. 56). Gründe für die Überschaubarkeit liegen in einer limitierten Zeit für
die Bearbeitung des Falls oder entsprechend der Durchführung der Simulation
(Hundenborn, 2007, S. 58). Für die Länge des Falls zitiert Hundenborn (2007,
S. 58) Steiner, welcher eine DIN-A4-Seite für einen Fall vorschlägt. Lässt ein
Fall mehrere Lösungsmöglichkeiten zu (Kaiser, 1983, zit. n. Hundenborn, 2007,
S. 56), wird das mehrdimensionales Denken der Lernenden gefördert. Fälle sollten nomothetische und idiographische Aussagen abbilden (Hundenborn, 2007,
S. 58), um so die Anforderungen der Exemplarizität zu erfüllen und gleichzeitig
individuelle Lösungsansätze zu fördern. Zudem ist es lernförderlich, wenn es sich
um einen berufsrelevanten Fall handelt (Hundenborn, 2007, S. 60). Die Relevanz
der Pflegesituation kann anhand der Häufigkeit im Berufsalltag gemessen werden

und eine Pflegesituation ist dann relevant, wenn sie bei den Lernenden Interesse weckt und Probleme der Lernenden thematisiert (Reetz, zit. n. Hundenborn, 2007, S. 60). Neben der Relevanz wird als weiteres Kriterium für einen Fall die Orientierung an wissenschaftlichen Erkenntnissen genannt, wodurch auch das pflegerische Handeln durch wissenschaftliche Erkenntnisse begründet ist (Reetz, zit. n. Hundenborn, 2007, S. 60).

Da es sich bei dem „Fall" um eine Handlungssituation für eine Simulation handelt, entschied sich die Verfasserin für die Erstellung eines Drehbuchs mit mehreren Situationsbeschreibungen. Während der:dem Lehrenden und der Schauspielpatientin die vollständigen Informationen inklusiv der Handlungsalternativen zur Verfügung stehen, erhalten die Lernenden nur einen Situationsausschnitt im Rahmen des Briefings. Die unvollständige und lückenhafte Situationsbeschreibung entspricht der Case-Incident-Methode (Kaiser, 1985, Kosiol, 1969 & Pankratz 1987, zit. n. Hundenborn, 2007, S. 72). Dadurch ist es für die Lernenden notwendig, sich selbstständig Informationen durch Erfragen und Beobachten während der Durchführung der Simulation einzuholen, um professionell pflegerisch handeln zu können.

Nachdem die Grundlagen zur Erstellung einer geeigneten Handlungssituation erörtert wurden, stellt sich weitergehend die Frage, welcher pflegerische Handlungsanlass sich für die Simulation eignet. Darmann-Finck (2009, S. 4) spricht bei ihrer interaktionistischen Pflegedidaktik von Schlüsselproblemen, die die Berufspraxis der Pflege abbilden. Sie integriert dabei Anteile des Konzeptes der epochaltypischen Schlüsselprobleme nach Klafki in ihre interaktionistische Pflegedidaktik (Klafki, 1993, zit. n. Darmann-Finck, 2010, S. 36). Nach Darmann-Finck (2010, S. 36) lassen sich durch Berichte von Beteiligten (Auszubildende, professionell Pflegende und Praxisanleiter:innen, Lehrer:innen und Patient:innen) berufliche Schlüsselprobleme identifizieren. Die Schlüsselprobleme werden in einer Analyse und Auswertung durch Praxisanleiter:innen und Lehrer:innen für Lerninseln aufbereitet (Darmann-Finck, 2010, S. 36). Bei den Schlüsselproblemen handelt es um typische Pflegeanlässe, die bedeutende Strukturen aufweisen und Dilemma-Situationen beinhalten können (Darmann-Finck, 2009, S. 4).

Da für die Szenario-Erstellung keine Interviews mit Auszubildenden und Patient:innen möglich waren, um geeignete Schlüsselsituationen für die Simulation zu erfragen, wurden neben den Ergebnissen aus einem Austausch mit Kolleg:innen zu einer möglichen Simulationssituation die Forschungsergebnisse von Krell et al. (2015, S. 1) in die Fallerstellung einbezogen. Die Autor:innen befragten 14 Pflegende, welche Situationen sie bei der Versorgung von älteren Menschen (älter als 65 Jahre) erlebt haben, die sie als herausfordernd empfunden haben (Krell et al., 2015, S. 7). Auch wenn es sich bei der Befragung um eine kleine Stichprobe handelt und sich die herausfordernden Situationen auf eine bestimmte Personengruppe beschränken, liefert sie nutzbare Ergebnisse für die Szenario-Erstellung. Als herausfordernd empfanden die befragten Pflegenden beispielsweise einen Widerstand von zu Pflegenden gegen Pflegemaßnahmen, das Thema Tod und Sterben, medizinische Notfälle, Meinungsverschiedenheiten zwischen Pflegenden und Patient:innen und deren Angehörigen, komplexe Verbandswechsel, Stürze, Kommunikationsbarrieren und den Umgang mit Ekel (Krell et al., 2015, S. 16). Ebenfalls können Ergebnisse aus der Berufsfeldanalyse von Schneider, Kuckeland und Hatziliadis (2019, S. 27) zur Fallkonstruktion genutzt werden. Die so identifizierten Kernaufgaben, speziellen Tätigkeiten und herausfordernden Situationen zeigen pflegerische Handlungsanlässe (Schneider, Kuckeland, Hatziliadis, 2019, S. 27). Für den chirurgischen Arbeitsbereich steht die Umsetzung eines Schmerzmanagements, das Sorgen für Sicherheit und die Beobachtung der Bewusstseinslage, der Vitalparameter, des Wundverbandes und der postoperativen Ableitungen aus Sicht der Verfasserin als Kernaufgaben im Fokus. Als spezielle Tätigkeit wird das Anhängen einer Kurzinfusion als geeignete Tätigkeit gesehen. Als herausfordernde Situation sieht die Verfasserin das Reagieren auf eine ungeplante Situation.

Aufgrund der beschriebenen Merkmale einer Handlungssituation, den struktu-rellen Empfehlungen für das Verfassen einer „Fallsituation" sowie dem Austausch mit Kolleg:innen und der genannten Literatur behandelt das Szenario eine postoperative Übernahme aus dem Aufwachraum, da hier die operativen Struk-turen thematisiert werden und Pflegende bei der Übernahme von Patient:innen ein hohes Verantwortungsbewusstsein und eine hohe Auffassungsgabe zeigen müssen. Die Übernahme aus dem Aufwachraum stellt zudem eine sensible Schnittstelle dar, weil Patient:innen in dieser Phase zwar stabil sind, das Eintreten von Notfällen, beziehungsweise ungeplanten Situationen jedoch wahrscheinlicher sein kann. Aufgrund der eigenen Erfahrung der Verfasserin und der Erfahrungsbe-richte von Kolleg:innen wird die Divertikulitis als typische allgemeinchirurgische Erkrankung thematisiert, welche das passende pflegerische Niveau für die Simula-tion abbilden kann. Als herausfordernde Situation dient die postoperative Übelkeit und das postoperative Erbrechen (PONV). Weitere tragende Handlungselemente stellen das Verabreichen einer Infusion und das Sorgen für Sicherheit gestützt durch die umfassende Beobachtung dar. Aus diesen Kernmerkmalen wird die Handlungssituation für die die Simulationssituation erstellt.

5.4   Mehrperspektivische Sachanalyse

Das folgende Kapitel bildet die mehrperspektivische Sachanalyse nach Darmann-Finck (2010, S. 24) ab. Die heuristische Matrix stellt drei (technisches, praktisches und emanzipatorisches) Erkenntnisinteressen dar. Diese werden als Zieldimensionen verstanden. Die drei Zieldimensionen werden aus vier Perspek-tiven (Lernende, Patient:in/ Angehörige, Institution/ Gesellschaft und berufliches Handeln) betrachtet. Anhand der Matrix lassen sich pflegerelevante Bildungs-ziele mit ihren Inhalten identifizieren und strukturiert darstellen. (Darmann-Finck, 2010, S. 38)

Tabelle 5.2 zeigt die mehrperspektivische Sachanalyse nach Darmann-Finck für die Simulationssituation der LS_03.

Dabei zeigen grau hinterlegte Inhalte das Ergebnis der quantitativen didakti-schen Reduktion.

Tabelle 5.2 Mehrperspektivische Sachanalyse

Zielebene	Lernende	Patient / Angehörige	Institution / Gesundheitssystem	Pflegerisches Handeln
Technisches Erkenntnisinteresse (Die Lernenden benennen, erklären, …)	• Benennen die Ziele der postoperativen Übernahme und Versorgung • Stellen den Prozess der postoperativen Patient:innenübernahme dar • Schätzen den Status von Patient:innen fachlich korrekt ein • Erklären Begriffe des Übernahmemanagements • Benennen gängige postoperative Versorgungsschritte und erklären ihre Durchführung	• Erkennen die Notwendigkeit der postoperativen Erst-Versorgung • Erklären Patient:innen und Angehörigen den Ablauf der postoperativen Erst-Versorgung • Erklären Patient:innen und Angehörigen Aspekte der postoperativen Eigenbeobachtung	• Benennen die Ziele und Schritte des Fast-Track-Konzeptes • Benennen Grundsätze der Hygiene	• Führen eine fachlich korrekte Übernahme aus dem Aufwachraum durch • Führen eine fachlich korrekte und umfassende postoperative Versorgung durch • Führen eine fachlich korrekte Dokumentation durch • Wenden hausinterne Standards an
Praktisches Erkenntnisinteresse (Die Lernenden nehmen war, verständigen sich über…)	• Nehmen postoperative Komplikationen wahr • Nehmen Ängste und Unsicherheiten von Patient:innen wahr • Begründen das individuelle pflegerische Handeln aufgrund des Zustandes postoperativer Patient:innen	• Begründen ihr pflegerisches Handeln gegenüber Patient:innen • Verständigen sich mit dem zu Pflegenden über die Akzeptanz der postoperativen Versorgung	• Verständigen sich im interprofessionellen Team über die Art der postoperativen Versorgung	• Informieren Patient:innen über die Abläufe und Hintergründe des pflegerischen Handelns • Verständigen sich über den individuellen Zustand von Patient:innen
Emanzipatorisches Erkenntnisinteresse (Die Lernenden reflektieren…)	• Reflektieren ihr eigenes Handeln und bewerten ihren Lernzuwachs bei der postoperativen Versorgung	• Bewerten ihre Interaktion mit Patient:innen und Angehörigen	• Reflektieren perioperative Organisationsstrukturen	• Reflektieren die postoperative Versorgung von Patient:innen • Bewerten die Gefahr der Patient:innen-gefährdung durch mögliche Fehler der pflegerischen Versorgung

5.5   Sachanalyse

Der folgende Abschnitt beinhaltet die Sachanalyse der relevanten Inhalte für die konkrete Simulation. Auf eine vollumfängliche Sachanalyse für die gesamte curriculare Einheit wird in dieser Masterarbeit verzichtet, da davon ausgegangen wird, dass zuvor eine Sachanalyse für die theoretisch zu unterrichtenden Inhalte stattgefunden hat und der Fokus der Arbeit auf der konzeptionellen Entwicklung der Simulation liegt.

Divertikulitis
Divertikel beschreiben kleine, bläschenförmige Ausstülpungen im Bereich des Darms. Häufig bilden sich Kolondivertikel im Sigma. Als Divertikulose wird damit das vermehrte Auftreten von Divertikeln bezeichnet. Entzünden sich die Divertikel entsteht eine Divertikulitis. (Paetz, 2021, S. 361)

Die Divertikulose zählt zu den häufigsten gastrointestinalen Erkrankungen (Leifeld et al., 2014, S. 664). Nach Leifeld et al. (2014, S. 664) leiden 28 % bis 45 % der Gesamtbevölkerung an einer Divertikulose. Bei den über 70-jährigen sind es circa 60 %. Die Autor:innen geben an, dass sich in den letzten Jahrzehnten zunehmend jüngere Patient:innen stationär aufgrund von Divertikulosen und Divertikulitiden behandeln lassen mussten.

Die Gründe für eine Divertikulitis sind eine ballaststoffarme Ernährung, Obstipationen und Bewegungsmangel (Paetz, 2021, S. 361). Eine Divertikulose verläuft meist asymptomatisch (Paetz, 2021, S. 361). Bei der Divertikulitis zeigen sich im Verlauf Fieber, lokale Druckschmerzen (meist linksseitig im Sigma), eine Leukozytose und der Anstieg des CRP Wertes (Leifeld et al., 2014, S. 664; Paetz, 2021, S. 361).

Die Divertikulitis wird mittels Anamnesegespräch, Sonografie, Computertomographie (CT) und Ermittlung der Entzündungszeichen über eine Blutentnahme diagnostiziert (Paetz, 2021, S. 362).

Die Behandlung einer Divertikulitis kann zunächst konservativ durch Nahrungskarenz und Antibiotikagabe erfolgen. Betroffene sollten sich anschließend ballaststoffreich ernähren. Kommt es erneut zu einer Divertikulitis oder entstehen Komplikationen, kann eine Sigmaresektion notwendig werden. Die Operation kann je nach Ausmaß der Erkrankung offen oder laparoskopisch erfolgen. Dabei erfolgt die Entfernung eines Darmabschnittes mit End-zu-End-Anastomose. Unter Umständen kann die Anlage eines Stomas indiziert sein. (Paetz, 2021, S. 362)

Postoperative Phase – Übernahme aus dem Aufwachraum

Die postoperative Phase beschreibt den Zeitraum der Übernahme von Patient:innen bis hin zur Entlassung. Die postoperative Pflege gestaltet sich dabei nach den individuellen Pflegebedarfen der Patient:innen. (Gröne, Meyer & Bauer, 2021, S. 150)

Die postoperative Phase beginnt mit dem Abschluss der Operation und der Übernahme in den Aufwachraum. Übernehmen Pflegende Patient:innen aus dem Aufwachraum, findet eine Pflegeübergabe zwischen der OP-Pflege und den Pflegenden der Station statt. Damit einer Übernahme möglich ist, muss der:die Patient:in zum Zeitpunkt der Verlegung wach, ansprechbar und orientiert sein. Die Schutzreflexe müssen vorhanden sein und der:die Patient:in äußert keine Schmerzen oder sie sind tolerabel. Des Weiteren sind die Vitalparameter im stabilen Bereich und es gibt keine Anzeichen für Komplikationen (z. B. Nachblutungen). (Gröne, Meyer & Bauer, 2021, S. 150; Larsen, Klein, & Müller-Wolff, 2016, S. 478; Mühlen & Keller, 2018, S. 131)

Bevor Pflegende Patient:innen postoperativ übernehmen führen sie einen sogenannten Zimmercheck durch. Es empfiehlt sich das Zimmer zuvor zu lüften und auf eine passende Zimmertemperatur zu achten. Der Bettenplatz sollte vorbereitet werden und die Patient:innenklingel auf ihre Funktionsfähigkeit geprüft werden. Pflegematerialien werden im Zimmer bereitgestellt. Dazu zählen beispielsweise Nierenschalen, Zellstoff, Urinflaschen und Infusionsständer. Ein Blutdruckmessgerät, Notfallkoffer und -geräte und eventuell ein Blutzuckermessgerät werden ebenfalls im Zimmer oder in Zimmernähe vorgehalten. Darüber hinaus müssen eventuell weitere individuelle Vorkehrungen je nach Operation getroffen werden. Bei abdominalen Operationen werden Aufrichtevorrichtungen entfernt, um einen zu hohen Druck im Bauchraum beim Hochziehen an der Vorrichtung zu vermeiden. (Gröne, Meyer & Bauer, 2021, S. 150; Mühlen & Keller, 2018, S. 131)

Patient:innen dürfen nur von staatlich geprüften Pflegenden oder gleichwertig qualifiziertem Personal aus dem Aufwachraum übernommen werden. Die Gefahr von Komplikationen und Notfallsituationen ist in den ersten postoperativen Stunden am höchsten. Während des Transports sind Pflegende mit dem:der Patient:in alleine und müssen im Notfall korrekt handeln können. Deswegen sollte die Übernahme nach Möglichkeit von zwei professionell Pflegenden durchgeführt werden. Auszubildende können dabei die Rolle der zweiten Pflegeperson übernehmen, solange sie von einer entsprechend qualifizierten Person begleitet werden. (Larsen, Klein & Müller-Wolff 2016, S. 472; Mühlen & Keller, 2018, S. 131)

Im Aufwachraum erhalten Pflegende alle relevanten Informationen zum:zur Patient:in von dem OP-Pflegepersonal. Das OP- und Narkoseprotokoll wird übergeben, darin finden sich auch Informationen zu postoperativen Anordnungen und Bedarfsmedikationen sowie Informationen zur Mobilisation oder zum Kostaufbau und es wird geprüft, ob der:die Patient:in übernommen werden kann (Gröne, Meyer & Bauer, 2021, S. 150). Folgende Punkte der Übergabe und Übernahme sind zentrale Bestandteile:

- Identifikation des:der Patient:in
- Erkrankung und Vorerkrankungen, Allergien
- Art des operativen Eingriffs und Verlauf
- Narkoseverlauf
- Gabe von Medikamenten und Applikationsweg
- Anzahl an Sonden, Drainagen und Katheter mit Angabe der Fördermengen
- Informationen zum Verlauf der Vitalparameter
- Informationen zur Aufwachphase, zum Schmerzverlauf und zum Bewusstseinszustand
- Informationen zur weiteren postoperativen Versorgung und Pflege

(Larsen, Klein & Müller-Wolff, 2016, S. 472; Mühlen & Keller, 2018, S. 131)

Transport zur Station
Wenn Patient:innen aus dem Aufwachraum zur Station gebracht werden, muss sichergestellt werden, dass sie nicht unterkühlen und die Intimsphäre gewahrt wird. Alle Ableitungen wie Drainagen und Katheter müssen gesichert werden, damit diese nicht an Türen oder Kanten hängen bleiben und versehentlich herausgezogen werden. Das Gespräch dem:der Patient:in steht während des Transportes im Fokus. So können Pflegende einen ersten Kontakt aufbauen und Veränderungen des Zustands von Patient:innen fallen zügig auf. (Mühlen & Keller, 2018, S. 131)

Postoperative Überwachung
Die postoperative Überwachung orientiert sich an den Informationen aus der Übergabe und dem OP-Protokoll, beziehungsweise den postoperativen Anordnungen in der Patient:innenkurve. Grundsätzlich erfolgt in der direkten postoperativen Phase eine engmaschige Überwachung der Vitalparameter und des Zustandes des:der Patient:innen (Vierer-Regel). Pflegende überwachen Patient:innen in der ersten Stunde alle 15 Minuten. In der zweiten und dritten postoperativen Stunde erfolgt eine Kontrolle alle 30 Minuten. Ab der vierten bis zur siebten Stunde

werden die Patient:innen alle 60 Minuten überwacht. In den darauffolgenden vier Stunden erfolgt nur noch eine Kontrolle des:der Patient:in. (Gröne, Meyer & Bauer, 2021, S. 150; Mühlen & Keller, 2018, S. 132)

Pflegende kontrollieren im Rahmen der postoperativen Überwachung den Bewusstseinszustand des:der Patient:in, indem sie die Ansprechbarkeit prüfen und Fragen zur Orientierung stellen. Zeigen sich Patient:innen desorientiert kann dies ein Hinweis auf ein postoperatives Delir sein. Eine eingeschränkte Ansprechbarkeit kann auf einen Narkoseüberhang hindeuten oder auch ein Zeichen neurologischer Auffälligkeiten sein. Neben der Bewusstseinslage prüfen Pflegende die Vitalparameter. Hierfür können sich Pflegende an den präoperativ gemessenen Werten orientieren, um Veränderungen festzustellen. Veränderungen von Blutdruck und Puls können Anzeichen für einen Volumenmangel oder auch Schmerzen sein. Eine Zyanose kann auf eine Verlegung der Atemwege oder einen Narkoseüberhang deuten. Die Messung der Körpertemperatur erfolgt ebenfalls im Rahmen der Erhebung der Vitalparameter. Innerhalb der ersten zwei bis drei postoperativen Tage kann es bei Patient:innen zum Resorptionsfieber kommen (Temperatur bis max. 38,5 °C). (Mühlen & Keller, 2018, S. 133)

Das „postoperative Zittern" sollte bei Patient:innen vermieden werden. Es entsteht durch eine postoperative Unterkühlung und bedeutet für Patient:innen einen hohen Sauerstoffverbrauch (Gröne, Meyer & Bauer, 2021, S. 150; Mühlen & Keller, 2018, S. 133). Durch die Vasokonstriktion kann es auch hierbei zu einer Erhöhung der Temperatur kommen (Mühlen & Keller, 2018, S. 133). Eine erhöhte Körpertemperatur kann jedoch auch immer ein Hinweis für eine Infektion sein (Gröne, Meyer & Bauer, 2021, S. 150).

Weiterhin kontrollieren Pflegende die Urinausscheidung von Patient:innen. Bei einem Blasenverweilkatheter muss ein ungehinderter Abfluss gewährleistet werden (Mühlen, Keller, 2018, S. 133). Die geförderte Menge wird dokumentiert und das Aussehen kontrolliert (Gröne, Meyer & Bauer, 2021, S. 150; Mühlen & Keller, 2018, S. 133).

Durch operative Eingriffe entstehen bei den Patient:innen Wunden, welche intraoperativ mit einem sterilen Wundverband versorgt werden. Der Wundverband soll nach Möglichkeit erst ab dem dritten postoperativen Tag entfernt werden, da dieser unter sterilen Bedingungen im OP aufgebracht werden konnte. Aufgabe von professionell Pflegenden ist die Beurteilung des äußeren Zustandes des Wundverbandes. Bei leichten Durchblutungen kann der Verband belassen werden und es erfolgt eine Dokumentation, damit weitere Nachblutungen erkannt werden. Bei einem stark durchgebluteten Verband erfolgt zeitnah ein Verbandwechsel und der:die zuständige Arzt:Ärztin wird informiert. Im Rahmen der Wundbeobachtung findet auch die Beobachtung von Drainagen und deren Einstichstellen statt. Für die Beobachtung der Wundverbände der Einstichstellen gelten die gleichen Kriterien wie für die Wunden. Die Menge der geförderten Sekrete in den Drainagen wird beobachtet und dokumentiert. Bei Auffälligkeiten erfolgt ebenfalls eine Informationsweitergabe an den ärztlichen Dienst. Starke Nachblutungen bei Wunden und eine schnelle Füllung von Drainagesystemen kann ein Hinweis auf eine postoperative Komplikation sein. (Mühlen & Keller, 2018, S. 133; Paetz, 2021, S. 145).

Postoperative Komplikationen
Die Nachblutung zählt zu einer der häufigsten Komplikationen (Paetz, 2021, S. 145). Schwellungen im Operationsgebiet, stark durchgeblutete Verbände und Blutungen in Drainagesystemen sind ein erster Hinweis für diese Komplikation (Larsen, Klein & Müller-Wolff, 2016, S. 475; Paetz, 2021, S. 145). Bei Patient:innen kann es zudem zu Veränderungen der Kreislaufsituation kommen (Niedriger Blutdruck, Tachykardie) (Mühlen & Keller, 2018, S. 134). Die Wahrscheinlichkeit für eine Nachblutung ist in den ersten postoperativen Stunden am höchsten (Paetz, 2021, S. 145). Patient:innen erhalten eine direkte Wundversorgung mit Anlage eines Druckverbandes, Infusionen oder Transfusionen und eventuell einer operative Revision (Paetz, 2021, S. 145). Beim Wundhämatom entstehen Blutungen im Subkutangewebe (Paetz, 2021, S. 145). Das betroffene Gewebe wird schmerzhaft und zeigt eine Blaufärbung mit Schwellung (Paetz, 2021, S. 145). Wundhämatome können zu Wundinfektionen führen, sie werden zunächst konservativ behandelt und bei ausbleibender Resorption kann eine Hämatomausräumung notwendig werden (Paetz, 2021, S. 145).

Die Anurie, als weitere postoperative Komplikation, tritt am Operationstag auf und wird durch eine reflektorische Miktionssperre oder einem verlegten Blasenverweilkatheter verursacht. Können Patient:innen nach sechs bis acht Stunden nach der Operation und der Anwendung von nicht invasiven Maßnahmen (Entspannung, Intimsphäre wahren, Aufrechte Positionierung des Oberkörpers) noch keinen Spontanurin lassen erfolgt die Anlage eines Blasenverweilkatheters. Bei bereits liegendem Blasenkatheter wird die Lage und Durchgängigkeit (Anspülen des Katheters) kontrolliert. (Paetz, 2021, S. 145)

Als weitere häufige Komplikation mit einer Inzidenz von 30 % zählt die postoperative Übelkeit und das Erbrechen (engl.: postoperative nausea and vomiting, PONV) (Larsen, Klein & Müller-Wolff, 2016, S. 477; Rüsch, Eberhart, Wallenborn & Kranke, 2010, S. 1; O. Haase, U. Haase, Schwenk, 2009, S. 27). Circa 2,4 Millionen Patient:innen leiden pro Jahr unter PONV (Rüsch et al., 2010, S. 1). Übelkeit und Erbrechen innerhalb der ersten 48 Stunden nach einer Operation werden als PONV bezeichnet (Raue et al., 2009, S. 55). Zu den Risikofaktoren von PONV zählen das Vorliegen der Reisekrankheit, PONV in der Vorgeschichte, Nichtraucher:innen, weibliches Geschlecht, die Gabe von Opioiden, die Gabe von Inhalationsanästhetika, die Gabe von Lachgas und eine lange Narkosedauer (O. Haase et al., 2009, S. 27; Rüsch et al., 2010, S. 1). Das Risiko lässt sich anhand des „Apfel-Scores" errechnen (O. Haase et al., 2009, S. 27). Dabei erhalten Patient:innen für jeden Risikofaktor einen Punkt. Je höher dieser Wert liegt, desto höher ist das Risiko für PONV (O. Haase, et al., 2009, S. 27).

Neben dem unangenehmen Gefühl, das durch die Übelkeit und das Erbrechen auftritt, kann es zu Nahtdehiszenzen, Aspirationen, Hautemphysemen, Sehverlust, Trachealrupturen und Ösophagusrupturen kommen (Larsen, Klein & Müller-Wolff, 2016, S. 477). Patient:innen mit einem erhöhten PONV Risiko sollten bereits präoperativ eine PONV-Prophylaxe bekommen (Larsen et al., 2016, S. 477). Postoperativ empfiehlt sich die Gabe von Serotoninantagonisten (z. B. 4–8 mg Ondansetron i. v. bei Erwachsenen) (Larsen et al., 2016, S. 477). Patient:innen mit PONV werden pflegerisch versorgt, indem ihnen eine Mundpflege, Flüssigkeit zur Substitution und eventuelle Körperpflege angeboten wird (Larsen et al., 2016, S. 477). Pflegende betreuen darüber hinaus die Patient:innen beim Erbrechen (Oberkörperhochlagerung, Bereithalten einer Nierenschale) und wirken beruhigend auf die Patient:innen ein (Larsen et al., 2016, S. 477; Mühlen & Keller, 2018, S. 137).

Postoperative Schmerzen

Postoperative Schmerzen zählen zu den akuten Schmerzen und erfüllen eine Warnfunktion im Körper (DNQP, 2020, S. 23; Wagener & Paetz, 2021, S. 140). Schmerz wird definiert als ein „unangenehmes Sinnes- oder Gefühlserlebnis, das mit tatsächlicher oder drohender Gewebeschädigung einhergeht oder von betroffenen Personen so beschrieben wird, als wäre eine solche Gewebeschädigung die Ursache" (Meuser, 2016, S. 2). Die Ursache für postoperative Schmerzen ist der operative Eingriff und die Entstehung von Operationswunden (Wagener & Paetz, 2021, S. 140). Über Nozizeptoren, Schmerzrezeptoren des peripheren Nervensystems, erfolgt die Schmerzweiterleitung afferent ins zentrale Nervensystem (ZNS) (Meuser, 2016, S. 2). Das Empfinden und Wahrnehmen von Schmerzen ist immer subjektiv (Meuser, 2016, S. 3). Somit lässt sich festhalten, dass Schmerz immer das Gefühl ist, das das Individuum als Schmerz empfindet (Meuser, 2016, S. 3).

Das Ausmaß des Schmerzes variiert je nach operativem Eingriff, Positionierung der Patient:innen intra- und postoperativ, den Drainagen und Sonden sowie der subjektiven Verarbeitung der Schmerzen. Die Behandlung von Schmerzen erfordert eine interdisziplinäre Zusammenarbeit von Pflegenden und Ärzt:innen. Durch eine erfolgreiche Reduktion der Schmerzen reduziert sich das Risiko für koronare Komplikationen und durch eine schnellere Mobilisation der Patient:innen lassen sich Krankenhausaufenthalte verkürzen. (Wagener & Paetz, 2021, S. 140)

Das Ziel der akuten Schmerzbehandlung liegt laut des deutschen Netzwerks für Qualitätsentwicklung in der Pflege (DNQP, 2020, S. 24) darin, die Schmerzen rasch zu minimieren. Dieses erfordert ein gut funktionierendes Schmerzmanagement. Das DNQP hat hierfür einen Expertenstandard entwickelt. Demnach verfügen professionell Pflegende über die Kompetenz, Schmerzen systematisch einschätzen zu können und können das pflegerische Schmerzmanagement planen, koordinieren und evaluieren. Sie sind in der Lage, Patient:innen mit akuten Schmerzen zu beraten, schulen und informieren. Bei der Behandlung von Schmerzen beteiligen sich Pflegende an der medikamentösen Schmerztherapie und wenden nicht-medikamentöse pflegerische Maßnahmen zur Schmerzreduktion an. (DNQP, 2020, S. 27)

Schmerzen lassen sich anhand von Assessmentinstrumenten objektiviert erfassen. Hierbei werden zeitliche Informationen, die Schmerzintensität, die Schmerzlokalisation, die Schmerzqualität, mit dem Schmerz verbundene Symptome und das Schmerzerleben erfasst (DNQP, 2020, S. 34). Neben ausführlichen Schmerzfragebögen bieten sich für die Erfassung der aktuellen Schmerzsituation eindimensionale Schmerzassessments an (Thomm, 2016, S. 14). Hierzu zählen die numerische Rangskala (NRS), die verbale Rangskala (VRS) oder die visuelle Analogskala (VAS) an (Thomm, 2016, S. 14).

Im Rahmen der Schmerzbehandlung verabreichen Pflegende Medikamente nach Anordnung. Das WHO-Stufenschema (World Health Organization) gruppiert dabei die Medikamente je nach Stärke ihrer Wirkung und je nach Medikamentengruppe. Die Nicht-Opioid-Analgetika zählen zur Stufe I und sind das erste Mittel der Wahl zur Behandlung von leichten bis mäßigen Schmerzen. Stufe II und III beinhalten schwache, beziehungsweise starke Opioide, die mit Nicht-Opioid-Analgetika und Adjuvanzien kombiniert werden. Je nach Stärke und Ausmaß der Schmerzen steigt die Gabe der Analgetika stufenweise an. (Thomm, 2016, S. 29)

Laut DNQP (2020, S. 146) kann es von Vorteil sein, neben der intravenösen Gabe von Analgetika eine intravenöse patientenkontrollierte Analgesie (PCA) anzuwenden. Hierbei können Patient:innen die Gabe von Analgetika bis zur ärztlich festgelegten Höchstdosis selbstständig steuern (DNQP, 2020, S. 146).

Darüber hinaus beraten professionell Pflegende Patient:innen mit akuten Schmerzen und erklären ihnen die Ziele und Möglichkeiten der Schmerztherapie (DNQP, 2020, S. 45). Dabei ist es wichtig, Patient:innen zu vermitteln, dass sie Schmerzen mitteilen dürfen und Schmerzen nicht akzeptieren müssen

(DNQP, 2020, S. 45). Damit das Ziel, Schmerzen zu beseitigen oder zu redu-
zieren, erreicht werden kann, wenden Pflegende zudem nicht medikamentöse
Maßnahmen an. Im Sinne des Expertenstandards (DNQP, 2020) eignen sich dafür
Bewegungsübungen, die Förderung der Mobilität und Entspannungsübungen,
Aromapflege, die Anwendung von Massagen, die transkutane elektrische Nerven-
stimulation (TENS), Kälte- und Wärmeanwendungen, Akupunktur, Ablenkung
und der Einsatz von Musik.

Infusionstherapie

Die Infusionstherapie eignet sich zur postoperativen Gabe von Analgetika oder
Antiemetika, da die Wirkung über diese Applikationsart zügiger als bei einer
oralen Gabe eintritt. Als Infusionstherapie bezeichnet man die parenterale Appli-
kation von flüssigen Arzneimitteln. Dafür eignet sich speziell die intravenöse
Applikation von Arzneimitteln über einen Venenkatheter. (Fickus, 2018, S. 447;
Schmal, 2015, S. 43)

Gängige Orte für die Anlage eines Venenverweilkatheters sind der
Handrücken, die Ellenbeuge oder der Unterarm (RKI, 2017, S. 208; Schmal,
2015, S. 43). Die Liegezeit für einen peripher-venösen Katheter beträgt 72–96
Stunden (Schmal, 2015, S. 43). Das Robert-Koch Institut (2017, S. 211) empfiehlt
täglich zu überprüfen, ob Venenkatheter für die weitere Infusionstherapie benötigt werden. Ist dies nicht der Fall, sollen sie zur Reduktion des Infektionsrisikos
unverzüglich entfernt werden.

Das Verabreichen von Medikamenten als Infusion darf von professionell
Pflegenden übernommen werden. Sie tragen dabei die Übernahme- und Durchfüh-
rungsverantwortung (Voraussetzung ist das Vorliegen einer ärztlichen Anordnung)
(Fickus, 2018, S. 447; Schmal, 2015, S. 43). Pflegende sind dafür verantwort-
lich, die Infusionsgabe korrekt vorzubereiten, durchzuführen und nachzubereiten.
Für die Gabe von Analgetika und Antiemetika (Infusionsgabe kürzer als drei
Stunden) eignet sich in der Regel die Schwerkraftapplikation (Fickus, 2018,
S. 447). Je nach Osmolarität der Infusionslösung darf die Applikation peripher-
venös (<300mosm/l hypoton) erfolgen oder sie muss zentral-venös (>800mosm/l
Hyperton) erfolgen, um Venenreizungen, Thrombosen oder Thrombophlebitiden
vorzubeugen (Fickus, 2018, S. 447).

5.5.1 Simulationssituation

Das folgende Kapitel beschreibt die Simulationssituation. Dabei wird durch das nachfolgende Szenario eine lebendige und praxisnahe Situation geschaffen, welche von dem:der Moderierenden und der Schauspielpatientin gelesen wird, um eine Vorstellung von der zu simulierenden Praxissituation zu erhalten.

Anschließend wird die Rollenbeschreibung für die Patientin „Frau Mainka" gegeben. Neben der Rollenbeschreibung erhält die Schauspielerin eine Beschreibung der möglichen Fallentwicklung mit Verfahrensanweisung je nach Handeln der Lernenden.

Simulationsbeschreibung

In der folgenden Simulationsbeschreibung geht es um die postoperative Erstversorgung auf einer allgemeinchirurgischen Station nach der Übernahme einer Patientin aus dem Aufwachraum.

„Carolin Mainka ist 42 Jahre alt, verheiratet und hat eine zehn Jahre alte Tochter und einen vier-jährigen Sohn. Sie wohnt mit ihrem Mann Philipp und ihren Kindern Clara und Simon in einem Einfamilienhaus am Stadtrand von Münster. Ihr Mann arbeitet als Lehrer an einer Gesamtschule. Frau Mainka selbst arbeitet als Rechtsanwältin. Die beiden Kinder besuchen die weiterführende Schule und den Kindergarten.

Frau Mainka leidet seit zwei Jahren an einer Divertikulose. Bisher musste keine Operation erfolgen. Durch ihre Arbeit, schafft sie es kaum, Sport zu treiben. Früher hat sie in einem Verein Tennis gespielt. Aber seit ihrem beruflichen Erfolg und der Geburt der Kinder bewegt sie sich kaum noch. Auch in ihren Beruf sitzt sie überwiegend am Schreibtisch und schafft es nicht, sich ausgewogen zu ernähren. So haben sich mit der Zeit Divertikel gebildet. Frau Mainka stellte zu Beginn nur eine Trägheit des Darms und Obstipationen bei sich fest, bevor sie mit zunehmenden Schmerzen ihren Hausarzt aufsuchte und er die Diagnose Sigmadivertikulitis stellte. Frau Mainka versuchte daraufhin, ihren Lebensstil zu verändern, indem sie mit dem Fahrrad zur Arbeit fuhr und für ihre ganze Familie gesünder kochte.

Seit einigen Monaten ist sie beruflich stark eingebunden und durch die Arbeit im Haushalt und den Kindern gestresst, sodass sie wieder in ihre alten Strukturen verfallen ist.

Frau Mainka wurde vor einem Tag mit starken Schmerzen im linken Unterbauch in das städtische Krankenhaus aufgenommen. Ihr Mann brachte sie abends um 18 Uhr in die Notaufnahme. Nach erfolgter Diagnostik und Schmerzmittelgabe wurde sie auf die allgemeinchirurgische Station verlegt. Bei Frau Mainka

wurde eine akute Sigmadivertikulitis diagnostiziert. Am nächsten Tag erfolgt um
12 Uhr die Operation.

Bei ihr wird eine Sigmaresektion durchgeführt. Sie erhält einen Blasenverweilkatheter und eine Robinsondrainage. Am linken Unterbauch hat sie eine
Wundnaht, welche mit einem Wundverband abgedeckt ist. Zudem hat sie zwei
periphervenöse Zugänge am linken Arm und der linken Hand.

Frau Mainka wacht postoperativ im Aufwachraum auf. Sie ist noch leicht
benommen, aber ansprechbar und orientiert. Sie hört das Piepen von Geräten und
leise Stimmen im Hintergrund. Herr Kissner, Pfleger im Aufwachraum, begrüßt
Frau Mainka herzlich und überwacht ihren Zustand. Nach einiger Zeit betreten
zwei Pflegende der Station das Zimmer und bringen Frau Mainka wieder auf die
Station.

Im Zimmer angekommen ist Frau Mainka noch etwas müde und ihr ist leicht
flau im Magen. Sie äußert dies auch den Pflegenden gegenüber. Frau Mainka
bemerkt zudem einige Schläuche an ihrem Körper und fragt sich, warum sie
diese Schläuche hat. Ihre Schmerzen sind im tolerablen Bereich. Frau Mainka
möchte gerne ihren Mann informieren, dass es ihr gut geht. Sie fragt sich auch,
wie es ihren Kindern geht und hofft, dass sich ihre Familie nicht zu viele Sorgen
macht.

Nach einiger Zeit im Zimmer bemerkt Frau Mainka eine zunehmende Übelkeit. Sie äußert dies den Pflegenden gegenüber und muss sich zeitnah übergeben.
Frau Mainka ist dies sichtlich unangenehm. Sie entschuldigt sich.

Der Verband sieht äußerlich unauffällig aus. Die Robinsondrainage hat bereits
wenig seröses Sekret gefördert. Der Blasenverweilkatheter verläuft unter ihrem
Bein und kann somit keinen Urin ableiten.

Frau Mainka ist generell sehr froh, die Operation komplikationslos überstan-
den zu haben. Sie hat Sorge vor dem ersten Aufstehen, möchte sich jetzt aber
erst einmal von der Operation erholen."

Rollenbeschreibung

Name: Carolin Mainka
Geschlecht: Weiblich
Alter: 42 Jahre
Größe: 167 cm
Gewicht: 80 kg
Wohnort: Münster, Einfamilienhaus am Stadtrand
Familienstand: Verheiratet (Philipp Mainka), 2 Kinder (10 Jahre, Clara; 4 Jahre, Simon)
Nationalität: Deutsch
Beruf: Rechtsanwältin
Charakter: Ihre Arbeit und das Wohl der Familie liegen ihr sehr am Herzen. Sie ist sehr zielstrebig und versucht, ihrem Beruf und ihrer Familie gerecht zu werden. Darunter leidet häufig ihr eigenes Wohlbefinden, was ihr jedoch nicht so bewusst ist. Sie blendet ihren ungesunden Lebensstil häufig aus. Sie ist ein empathischer und verständnisvoller Mensch. Sie ist davon überzeugt, im Krankenhaus eine sehr gute Behandlung zu bekommen und hat eine positive und wertschätzende Haltung gegenüber den Pflegenden. Sie ist für die medizinische Versorgung sehr dankbar.

Biografie:

- Bildungsabschluss / Beruf: Abitur, Studium Rechtswissenschaften, Rechtsanwältin für Mietrecht
- Soziales Umfeld: Familienmensch, trifft sich gerne mit Freundinnen, wird für ihr berufliches Engagement und ihre Karriere sehr geschätzt und bewundert
- Lebensgewohnheiten: Durch ihren Beruf und die Familie ist sie sehr eingebunden. Sie hat wenig Zeit für Hobbies oder sportliche Aktivitäten. Sie wird von ihrem Mann viel unterstützt. Ein harmonisches Familienleben ist ihr sehr wichtig. Sie fühlt sich jedoch auch oft überfordert, kann dies aber nicht zeigen. Die freien Wochenenden genießt sie mit ihrer Familie. Sie gehen gerne ins Kino oder spielen Gesellschaftsspiele.

Lebensstil / Gesundheitliche Situation:

- Sitzende Tätigkeit, wenig körperliche Bewegung, Übergewicht, ein schwaches Bindegewebe und eine ballaststoffarme Ernährung
- Chronische Obstipationen (wiederkehrende Verstopfungen)
- Seit zwei Jahren Divertikulose (Aussackungen der Darmwand), keine Operation notwendig
- Nach Beschwerden und Hausarztbesuch Lebensstilveränderung zur Reduktion der Beschwerden
- Durch Stress Rückfall in alten Lebensstil
- Durch aktuell akute Schmerzen erfolgt eine stationäre Aufnahme ins Krankenhaus mit kurzfristig geplanter Operation
- Diagnose: Akute Sigmadivertikultis (Akute Entzündung der Darmwandaussackungen im Bereich des linken Dickdarms)
- Geplante OP: Sigmaresektion mit End-zu-End-Anastomose (Entfernung des entzündeten Darmabschnittes)

Situationsentwicklung

Nachfolgend wird in Tabelle 5.3 eine mögliche Situationsentwicklung des Simulationsszenarios abgebildet. Die Situationsentwicklung beinhaltet Schlüsselmomente des Szenarios und zeigt, wie Lernende auf Frau Mainkas Verhalten reagieren könnten. Dabei spiegeln die fett gedruckten Reaktionen ein fachlich korrektes und angepasstes Verhalten der Lernenden wieder. Normal gedruckte Reaktionen können neutral gewertet werden. Kursiv gedruckte Reaktionen zeigen fachlich falsches Reagieren auf das Verhalten von Frau Mainka. Anhand der Tabelle 5.3 lassen sich die Interaktionen der Lernenden im Szenario durch den:die Moderierende beurteilen.

Tabelle 5.3 Situationsentwicklung im Szenario. (Eigene Darstellung)

	Situationsentwicklung		
Reaktion Lernende	**Frau Mainka ist nach der OP müde und erschöpft, aber ansprechbar und orientiert.**		Reaktion Frau Mainka
	Lernende wirken beruhigend auf Frau Mainka ein und vermitteln Sicherheit.	**Fr. Mainka äußert Wohlbefinden und empfindet Sicherheit.**	
	Lernende vermitteln Unsicherheit und wirken in ihrem Arbeiten unstrukturiert.	*Fr. Mainka wird unsicher und fragt viel.*	
	Lernende sind unfreundlich und „reden über Fr. Mainka hinweg".	*Fr. Mainka fühlt sich unwohl und reagiert mit gedrückter Stimmung.*	
	Sie hat Schmerzen im tolerablen Bereich (NRS: 3 von 10 in Ruhe).		
	Lernende führen ein Schmerzassessment durch (z. B., NRS).	**Fr. Mainka gibt einen Wert von 3 an, äußert Schmerzen im tolerablen Bereich.**	
	Lernende könnten Fr. Mainka neu positionieren / im Bett aufrichten.	Bei Positionsveränderungen und Bewegungen stöhnt sie etwas vor Schmerzen (Schmerzskala: 5).	
	Lernende führen kein Schmerzassessment durch.	*Fr. Mainka macht durch leichtes Stöhnen auf ihre Schmerzen aufmerksam – bei weiterhin ausbleibender Reaktion erfolgt trotzdem keine weitere Handlung.*	
	Frau Mainka ist trotz der Müdigkeit interessiert. Sie fragt, was sie für Schläuche und Pflaster am Körper hat. Sie versucht, sich einen „Überblick" über ihre Situation zu verschaffen.		
	Lernende erklären Fr. Mainka den Sinn und Zweck des Blasenverweilkatheters und der Robinsondrainage.	**Bei Erklärungen entspannt sie sich.**	

(Fortsetzung)

Tabelle 5.3   (Fortsetzung)

Situationsentwicklung		
Lernende gehen nicht auf die Nachfrage ein.	*Bei Nichtbeachtung reagiert sie verunsichert.*	
Frau Mainka möchte wissen, ob mit ihrer Op-Wunde alles in Ordnung ist und ob man ihr einen Spiegel geben kann, um sich die Wunde selbst anzusehen.		
Lernende erklären Frau Mainka, dass der Wundverband nach 3 Tagen erstmalig gewechselt wird und bieten ggf. einen Spiegel an.	**Frau Mainka zeigt sich beruhigt.**	
Lernende reagieren ablehnend auf den Wunsch.	*Frau Mainka zeigt sich unzufrieden.*	
Lernende entfernen den Wundverband.	Frau Mainka beobachtet ihre Wunde.	
Der Blasenverweilkatheter verläuft unter ihrem Bein und kann damit keinen Urin fördern.		
Lernende kontrollieren alle Drainagen und prüfen, ob Schläuche abgeklemmt sind.	Neutrale Reaktion	
Lernende führen keine Kontrolle der Drainagen durch.	Neutrale Reaktion	
Frau Mainka macht sich Gedanken um ihre Familie und äußert den Wunsch, Kontakt aufnehmen zu können.		
Lernende bieten Fr. Mainka an, ihren Mann zu kontaktieren. – Geben ihr das Smartphone – Versichern, gleich ihren Mann anzurufen	**Erhält sie ihr Smartphone, kann sie ihren Mann informieren  Wohlbefinden steigt.**	
Lernende ignorieren ihren Wunsch.	*Sie ist weiter besorgt, macht sich Gedanken um ihre Kinder und äußert dies.*	
Frau Mainka äußert, dass ihr „flau" im Magen sei.		

(Fortsetzung)

Tabelle 5.3 (Fortsetzung)

Situationsentwicklung	
Lernende reichen ihr prophylaktisch eine Nierenschale und betreuen Fr. Mainka.	**Fr. Mainka äußert nonverbal leichte Sicherheit.**
Lernende hängen Fr. Mainka als Bedarfsmedikation 4 mg Ondansetron i. v. als Infusion an (vorherige Aktenkontrolle).	**Fr. Mainka muss sich nicht übergeben.**
Lernende ignorieren die Äußerung.	Vorerst keine weitere Reaktion
Lernende reichen eine Nierenschale, *aber geben keine Bedarfsmedikation.*	**Fr. Mainka äußert leichte Sicherheit,** *muss sich kurze Zeit später übergeben.*
Optional: Frau Mainka hat Übelkeit und muss sich während der Versorgung im Zimmer übergeben (Dies ist Fr. M. sichtlich unangenehm).	
Lernende reichen rechtzeitig eine Nierenschale, betreuen Fr. Mainka und bieten an, den Mund auszuspülen.	**Das Schamgefühl von Fr. Mainka wird gemindert und sie fühlt sich wohler, äußert dies.**
Lernende reagieren zu spät oder gar nicht, **wirken aber beruhigend auf Fr. Mainka ein und bieten einen Bettlakenwechsel an.**	*Ansonsten zeigt sie ein ausgeprägtes Schamgefühl, die Bettdecke ist verunreinigt, dies ist ihr sehr unangenehm.* **Bei Zuspruch durch Lernende positivere Reaktion.**

(Fortsetzung)

Tabelle 5.3 (Fortsetzung)

Situationsentwicklung		
Lernende verabreichen 4 mg Ondansetron i. v. als Bedarfsmedikation (vorherige Kurvenkontrolle), wirken beruhigend auf Fr. Mainka ein und bieten Bettlakenwechsel an.	Übelkeit lässt nach, Wohlbefinden steigt.	
Frau Mainka äußert den Wunsch, sich ausruhen zu wollen.		
Lernende kontrollieren das Zimmer vor dem Verlassen (z. B. Klingel und Nierenschale in Reichweite).	Neutrale dankende Reaktion	
Lernende verlassen das Zimmer unachtsam.	Neutrale dankende Reaktion	

5.5.2 Briefing

Beim Briefing wird den Lernenden einen Einstieg in die bevorstehende Simulation gegeben. Der:die Moderierende schafft durch das Briefing eine vertraute und respektvolle Lernatmosphäre. Die Lernenden treten in einen gemeinsamen Austausch mit dem:der Moderierenden, um Vorstellungen und Voraussetzungen besprechen zu können. Die Lernenden erhalten alle notwendigen Informationen zur Simulationssituation. Dazu zählen die Beschreibung der Situation, die Bedingungen der Simulationsumgebung, Informationen zum Simulator oder zum:zur Schauspielpatient:in, Informationen zum geplanten zeitlichen Umfang sowie den zu erreichenden Lernzielen und Erwartungen an das grundsätzliche Verhalten in der Simulation. (SimNat, k.D., S. 8)

Briefing-Konzept
Titel der Simulation: Postoperative Übernahme aus dem Aufwachraum mit Erstversorgung von Frau Mainka
   In der folgenden Simulationsbeschreibung geht es um die postoperative Erstversorgung auf einer allgemeinchirurgischen Station nach der Übernahme einer Patientin aus dem Aufwachraum.

Situationsdarstellung:
Sie arbeiten auf der allgemeinchirurgischen Station im Spätdienst und haben folgende Informationen aus der Übergabe erhalten:

Carolin Mainka, 42 Jahre alt, wurde gestern aufgrund einer akuten Sigmadivertikulitis über die Notaufnahme aufgenommen. Sie ist gestern gegen 19:30 Uhr auf die Station gekommen und präoperativ vorbereitet worden. Frau Mainka ist heute um 12 Uhr operiert worden. Bei ihr wurde eine Sigmaresektion geplant.

Sie erhalten den Anruf aus dem Aufwachraum, Frau Mainka übernehmen zu können. Nach einem kurzen Zimmercheck machen Sie sich zu zweit auf den Weg in den Aufwachraum, um Frau Mainka zu übernehmen.

Sie betreten den Aufwachraum und erhalten von Herrn Kissner die Übergabe.

Aufgabenstellung:
Sie führen eine postoperative Erstversorgung im allgemeinchirurgischen Bereich durch.

1. Übernehmen Sie Frau Mainka aus dem Aufwachraum, notieren Sie sich wichtige Informationen und führen Sie eine postoperative Versorgung im Patient:innenzimmer durch.
2. Erläutern Sie Frau Mainka alle relevanten Informationen zu Ihren Pflegemaßnahmen und gehen Sie fachgerecht auf die Bedürfnisse und Wünsche von Frau Mainka ein.
3. Reagieren Sie fachlich korrekt auf Frau Mainkas Verhalten.
4. Sie beenden die Pflegesituation, indem Sie abschließend das Zimmer verlassen.

Zeit: Briefing 10 Minuten, Durchführung 20–25 Minuten, Debriefing 30 Minuten, Insgesamt circa 60–65 Minuten

Zu fördernde Kompetenzen:

I. 1. b) Die Auszubildenden beteiligen sich an der Organisation und Durchführung des Pflegeprozesses.

I. 1. c) Die Auszubildenden nutzen ausgewählte Assessmentverfahren und beschreiben den Pflegebedarf unter Verwendung von pflegediagnostischen Begriffen.

I. 2. f) Die Auszubildenden verfügen über ein grundlegendes Verständnis zu physischen, psychischen und psychosomatischen Zusammenhängen, die pflegerisches Handeln begründen.

II. 1. b) Die Auszubildenden bauen kurz- und langfristige Beziehungen mit Menschen unterschiedlicher Altersphasen und ihren Bezugspersonen auf und beachten dabei die Grundprinzipien von Empathie, Wertschätzung, Achtsamkeit und Kongruenz.

III. 1. e). Die Auszubildenden beteiligen sich an Teamentwicklungsprozessen und gehen im Team wertschätzend miteinander um.

III. 2. a): Die Auszubildenden beachten die Anforderungen der Hygiene und wenden Grundregeln der Infektionsprävention in den unterschiedlichen pflegerischen Versorgungsbereichen an.

III. 2. b): Die Auszubildenden wirken entsprechend den rechtlichen Bestimmungen an der Durchführung ärztlich veranlasster Maßnahmen der medizinischen Diagnostik und Therapie im Rahmen des erarbeiteten Kenntnisstandes mit.

III. 2. c). Die Auszubildenden beobachten und interpretieren die mit einem medizinischen Eingriff verbundenen Pflegephänomene und Komplikationen in stabilen Situationen.

IV. 2. e): Die Auszubildenden sind aufmerksam für die Ökologie in den Gesundheitseinrichtungen, verfügen über grundlegendes Wissen zu Konzepten und Leitlinien für eine ökonomische und ökologische Gestaltung der Einrichtung und gehen mit materiellen und personellen Ressourcen ökonomisch und ökologisch nachhaltig um.

V. 2. d). Die Auszubildenden reflektieren ihre persönliche Entwicklung als professionell Pflegende.

5.5.3 Durchführung

Die Phase der Durchführung beginnt, sobald die Lernenden das Briefing verlassen und den Aufwachraum betreten. Der:die Moderierende überprüft kriteriengeleitet (Anhang E / Situationsentwicklung) die Durchführungsphase und beobachtet die Lernenden aus dem Technikraum. Sollte kein Technikraum zur Verfügung stehen, stellt sich der:die Moderierende mit in den Simulationsraum und positioniert sich so, dass er:sie möglichst wenig im Sicht- und Simulationsfeld der Lernenden steht. Das Handeln der Lernenden wird notiert.

Die gesamte Durchführung wird per Videokamera aufgezeichnet. Die Lernenden erhalten bei Bedarf Headsets zur besseren Tonaufzeichnung. Da es sich bei der Simulation um keine Prüfungssituation handelt, fördert die Unterstützung durch den:die Moderierenden die Lernprozesse der Auszubildenden und spiegelt das Lernen in einer geschützten Lernumgebung wieder (Schlegel, Schaer & Droz, 2020, S. 10).

In der Übergangsphase können die Lernenden die Simulationssituation verlassen und sich entspannen und durchatmen. Rollen können verlassen werden, wenn dies gewünscht und notwendig ist (z. B. Schauspielerin verlässt die Rolle der Patientin). Anschließend finden sich die Lernenden in die Debriefingphase ein und dürfen ihre Gefühle und Eindrücke, die sie in der Durchführungsphase hatten, frei und ohne Wertung mitteilen. Eine mögliche Frage durch den:die Moderierende:n könnte auf die Relevanz der Simulationssituation abzielen und die Lernenden werden gefragt, wie sie die Situation empfunden haben und ob sie das Gefühl hatten eine „Patientin" zu versorgen. Sollte die Situation als unrealistisch empfunden worden sein, können Verbesserungsvorschläge gesammelt werden, damit die Simulation weiter optimiert werden kann. Die Übergangsphase dauert nur wenige Minuten. Anschließend gehen alle Beteiligten in die Beschreibungsphase über. In dieser Phase beschreiben die Lernenden die Situation aus ihrer Sicht. Lerneffekte können sich bereits in dieser Phase zeigen, indem die Lernenden feststellen, dass sie sehr unterschiedliche oder auch ähnliche Sichtweisen auf die Situation haben. Es wird gefragt, was in der Simulation passiert ist und wie gehandelt wurde. Eine zentrale Frage in dieser Phase ist auch, was nicht gut gelaufen ist. Diese Phase verleitet dazu, die Simulation zu detailliert zu beschreiben und zu analysieren. Der:die Moderierende lenkt bei Bedarf das Gespräch und verweist auf die vorab vereinbarten Ziele jeder Phase. Die Intention der Analysephase liegt darin, dass die Lernenden die Situation analysieren und so die Gründe für ihr Handeln, beziehungsweise die getroffenen Pflegemaßnahmen und ihre Kommunikation erklären und selbst verstehen. In dieser Phase wird das Gelernte gesichert und es wird differenziert, welche Interventionen gut und welche nicht gut durchgeführt wurden. So stellt sich hier die Frage, was optimiert werden könnte und welche Faktoren dazu beigetragen haben, eine gelungene Lösung zu finden. Mögliche Handlungsalternativen können gemeinsam entwickelt werden. In dieser Phase kann es passieren, dass die Lernenden versuchen, ihr Handeln zu rechtfertigen und meinen, sich verteidigen zu müssen. Aufgabe der:des Moderierenden ist es, den Fokus auf die Analyse der Situation zu lenken und eine sichere und lernförderliche Umgebung mit einer offenen Fehlerkultur zu schaffen. Die Botschaft „aus Fehlern zu lernen" ist hier zentral. In der letzten Phase, der Anwendungsphase, werden die Ergebnisse der Analysephase „anwendbar" gemacht und die Lernenden reflektieren für sich, was sie durch die Simulation für ihre berufliche Handlungskompetenz gelernt haben. Weiterführende Probleme können thematisiert werden. (Dieckmann, 2018, S. 194)

Das SimNat (o. J., S. 8) empfiehlt die Durchführung des Debriefings durch geschultes Personal durchführen zu lassen. Damit die Moderation gelingt, empfiehlt Dieckmann (2018, S. 195) eine umfangreiche Lernbedarfsanalyse und eine genaue Betrachtung der Bedingungen des Kurses. Des Weiteren sollen die Ziele des Debriefings allen Teilnehmenden so klar wir möglich sein, um einen gelungenen Debriefingprozess zu gestalten. Moderierende legen die Rahmenbedingungen des Debriefings fest und leiten das Gespräch durch geeignete Fragen und der Sicherung des Gesagten (Dieckmann, 2018, S. 195). Moderierende müssen daher Moderationstechniken sicher beherrschen und die Lernenden genau beobachten können (Dieckmann, 2018, S. 195). Als eine bewährte Moderationstechnik für das Debriefing kann die „advocacy and inquiry" Methode angewendet werden (Dieckmann, 2018, S. 195). Hierbei teilt zunächst der:die Moderierende das Beobachtete mit und nimmt eine Wertung und Empfehlung vor. Danach erfolgt eine Fragestellung an die Lernenden, um die Hintergründe des Handelns zu erfahren und zu analysieren (Dieckmann, 2018, S. 195). Diese Methode führt zu einem hohen Maß an Transparenz seitens des:der Moderierenden (Dieckmann, 2018, S. 196).

Für die geplante Simulation ist eine Videoaufnahme in der Durchführungsphase geplant, die zur späteren Auswertung dient. Die Studienergebnisse von Farooq et al. (2017, S. 48) zeigen, dass durch den Einsatz von Videoanalysen bei Debriefings die Kommunikation der Lernenden geschult wird. Bei einer Simulation, die auf einen reinen Kompetenzerwerb im Bereich der Fachkompetenz abzielt, konnten keine relevanten Unterschiede im Vergleich zu einem Debriefing ohne Videoanalyse gezeigt werden (Farooq et al., 2017, S. 48). Da bei der Simulationssituation die Handlungskompetenz der Lernenden in allen Teilkompetenzen gefördert werden soll, empfiehlt sich aus Sicht der Autorin ein videogestütztes Debriefing. Damit anhand der Analyse von Videosequenzen positive Lerneffekte erzielt werden können, muss der:die Moderierende sensibel mit dem Videomaterial umgehen und darf die Lernenden durch möglicherweise unangenehme oder unvorteilhafte Sequenzen nicht verunsichern oder vorführen (Dreifuerst, Bradley & Johnson, 2021, S. 60). Moderierende wählen somit geeignete Videosequenzen aus, die „Schlüsselstellen" zeigen (Dieckmann, 2018, S. 198). Mögliche Schlüsselstellen zeigen Interventionen, die sehr gut oder auch schlecht durchgeführt wurden, Momente, die den Verlauf der Simulation beeinflussen (z. B. das Eintreten anderen Personen, Raumwechsel) und Situationen, die ungeklärte Missverständnisse zeigen (Dieckmann, 2018, S. 198).

Für die geplante Simulation werden in Tabelle 5.4 orientierende Leitfragen für die Phase des Debriefings zugrunde gelegt, welche in die konzeptionelle Entwicklung aufgenommen werden.

Da die Simulation mit nur jeweils zwei Lernende zeitgleich durchgeführt werden kann, ist es ratsam, die Simulation parallel zur LS_08 durchzuführen. Bei der LS_08 „perioperative Pflege von Menschen verschiedener Altersgruppen fallbezogen planen" steht das Schreiben von Pflegeplanungen im Vordergrund. Dabei können die Auszubildenden eigenständig an Lernaufgaben arbeiten und je zwei Lernende führen das Simulationsszenario im Sim-Lab durch. Auf diese Weise können alle Lernenden zur gleichen Zeit beschult werden. Da an der ZfG in der Regel mehrere Lehrende die CE_05 unterrichten und die Lernsituationen daher nicht zwingend in chronologischer Reihenfolge sondern eher überschneidend vermittelt werden, stellt eine parallele Planung keine Herausforderung dar.

Sowohl die LS_08 als auch die LS_03 inklusive der Simulation werden am zeitlichen Ende der CE_05 geplant, sodass alle für die Simulation erforderlichen Skilltrainings vermittelt wurden. Die Simulation kann von zwei Lernenden zeitgleich durchgeführt werden und dauert circa 60 Minuten (dafür 30 Minuten für Briefing und Debriefing und 30 Minuten für die Durchführung). Bei einer Kursstärke von 16–24 Lernenden sind somit maximal zwölf Simulationsdurchgänge (720 Minuten) erforderlich. Die LS_08 bietet insgesamt ein Kontingent von 16 Unterrichtsstunden (720 Minuten), sodass die zeitliche Implementierung der Simulation problemlos gegeben ist.

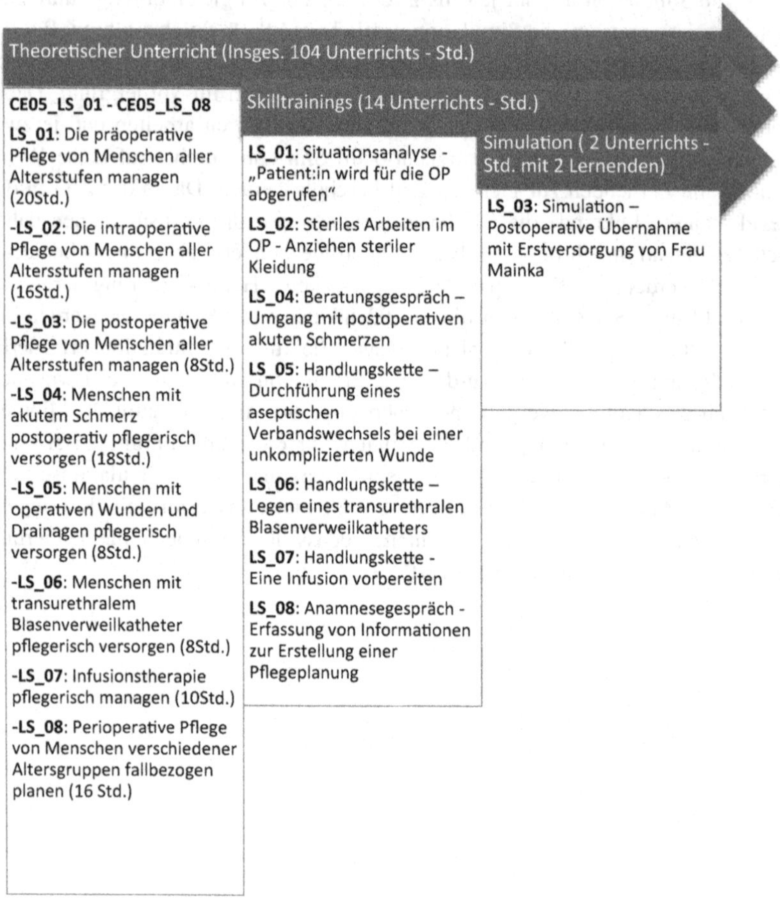

Theoretischer Unterricht (Insges. 104 Unterrichts - Std.)

CE05_LS_01 - CE05_LS_08

LS_01: Die präoperative
Pflege von Menschen aller
Altersstufen managen
(20Std.)

-**LS_02**: Die intraoperative
Pflege von Menschen aller
Altersstufen managen
(16Std.)

-**LS_03**: Die postoperative
Pflege von Menschen aller
Altersstufen managen (8Std.)

-**LS_04**: Menschen mit
akutem Schmerz
postoperativ pflegerisch
versorgen (18Std.)

-**LS_05**: Menschen mit
operativen Wunden und
Drainagen pflegerisch
versorgen (8Std.)

-**LS_06**: Menschen mit
transurethralem
Blasenverweilkatheter
pflegerisch versorgen (8Std.)

-**LS_07**: Infusionstherapie
pflegerisch managen (10Std.)

-**LS_08**: Perioperative Pflege
von Menschen verschiedener
Altersgruppen fallbezogen
planen (16 Std.)

Skilltrainings (14 Unterrichts - Std.)

LS_01: Situationsanalyse -
„Patient:in wird für die OP
abgerufen"

LS_02: Steriles Arbeiten im
OP - Anziehen steriler
Kleidung

LS_04: Beratungsgespräch –
Umgang mit postoperativen
akuten Schmerzen

LS_05: Handlungskette –
Durchführung eines
aseptischen
Verbandswechsels bei einer
unkomplizierten Wunde

LS_06: Handlungskette –
Legen eines transurethralen
Blasenverweilkatheters

LS_07: Handlungskette -
Eine Infusion vorbereiten

LS_08: Anamnesegespräch -
Erfassung von Informationen
zur Erstellung einer
Pflegeplanung

Simulation (2 Unterrichts -
Std. mit 2 Lernenden)

LS_03: Simulation –
Postoperative Übernahme
mit Erstversorgung von Frau
Mainka

Abbildung 5.3   Übersicht Simulationskonzept. (Eig. Darstellung)

Schlussbetrachtung und Ausblick 6

Bei der zusammenfassenden Betrachtung der Bedeutung von Simulation in der Pflegeausbildung wird ersichtlich, dass sich Simulationen als Lehr-Lern-Methode in der Ausbildung noch nicht flächendeckend durchgesetzt haben und selten Anwendung finden. Die benannten Studien weisen dagegen auf hohe Lerneffekte durch das simulationsbasierte Lernen hin.

Mit dem Hintergrundwissen, welche Lerneffekte durch Simulationen erzeugt werden können und wie eine Simulation dafür gestaltet werden kann, konzipiert die Verfasserin ein Konzept zum simulationsbasierten Lernen am Beispiel der perioperativen Pflege im Rahmen der generalistischen Pflegeausbildung. Aufgrund des Rahmens dieser Arbeit ist es nicht möglich, alle Skilltrainings für die curriculare Einheit ausführlich auszuarbeiten. Deshalb entschied sich die Verfasserin, ein Skilltraining vollumfänglich abzubilden, um exemplarisch den Aufbau der weiteren Skilltrainings zu veranschaulichen. Hierin zeigt sich eine erste Limitation dieser Arbeit, da das Konzept nicht vollumfänglich ausgearbeitet vorliegt. Jedoch kann durch die Exemplarität der Vorlage eine weitere Ausarbeitung abgeleitet werden.

Bei der Identifikation einer geeigneten Handlungssituation wurden keine Interviews mit Auszubildenden durchgeführt werden, um eine reale Schlüsselsituation durch Lernende ausfindig zu machen. Auch hier ist eine weitere Limitation dieser Arbeit gegeben. Die Gespräche mit Kolleg:innen, dem eigenen Erfahrungshorizont sowie den Ergebnissen der Studien stellen eine gute Grundlage zur Schaffung einer geeigneten und zentralen Handlungssituation dar. Es empfiehlt sich trotzdem, die so identifizierte und ausgestaltete Handlungssituation anhand von Befragungen von Auszubildenden weiter zu sichern, den Nutzen durch das Simulationsszenario weiter zu begründen und herauszufinden, ob es sich bei der Situation um ein relevantes und zentrales Thema für

D. M. Strzys, *Vom fachpraktischen Unterricht zur Simulation in der Pflege*, Forschungsreihe der FH Münster, https://doi.org/10.1007/978-3-658-43178-5_6

Lernende handelt. Die Übernahme aus dem Aufwachraum obliegt, wie bereits beschrieben, staatlich ausgebildeten Pflegenden und fällt nicht in den Verantwortungsbereich von Auszubildenden. Die Verfasserin entschied sich dennoch für diese Handlungssituation, weil die Übernahme von Patient:innen ein hohes Verantwortungsbewusstsein von Pflegenden voraussetzt und es in der ersten postoperativen Zeit häufig zu Komplikationen kommen kann. Des Weiteren erfordert die Übernahme eine Zusammenarbeit im Team, eine hohe Auffassungsgabe, eine strukturierte Arbeitsweise und kommunikative Kompetenzen mit Patient:innen in besonderen persönlichen Situationen. Die Verfasserin entschied sich drüber hinaus für dieses Szenario, da Auszubildende nach der staatlichen Prüfung erfahrungsgemäß mit solchen Situationen konfrontiert werden, ohne sie während ihrer Ausbildung ausreichend miterlebt zu haben. Des Weiteren lässt sich die Übernahme eines:einer Patient:in durch zwei Lernende durchführen, ohne dass das Szenario an Herausforderung verliert und es bleibt durch die Vielzahl möglicher postoperativer Komplikationen sehr variabel in der Ausgestaltung für weitere Simulationssituationen oder auch zukünftige Prüfungen in Simulationen.

Bevor das geplante Konzept als fester Bestandteil in das schulinterne Curriculum eingebettet wird, empfiehlt sich ein Pretest der Skilltrainings und der Simulation. Im Pretest kann das Drehbuch um eventuelle weitere Handlungsalternativen der Lernenden erweitert und angepasst werden. In einem Pretest zeigt sich weitergehend die Praktikabilität speziell für das Simulationsszenario. Auch lässt sich die Realitätsnähe ermitteln und gegebenenfalls optimieren. Ebenfalls lassen sich die zu fördernden Kompetenzen im Pretest konkreter ermitteln. Das Debriefing als zentraler Bestandteil einer Simulation erfordert hohe Kompetenzen der Moderierenden. Auch hier ließe sich durch Testdurchläufe herausfinden, welche Aspekte sich noch weiter optimieren lassen und welches Debriefing-Verfahren das Geeignete für die Simulation ist. Als Idee kann beispielsweise die Durchführung des Debriefings als „Rapid Cycle Debriefing" (Kutzin & Janicke, 2015, S. 299) eine wertvolle Alternative sein. Hierbei wird den Lernenden die Möglichkeit gegeben, sich eine Pause für ein kurzes Debriefing einzufordern, bevor die Simulation fortgesetzt wird oder es werden an bestimmten Handlungspunkten feste kurze Debriefings während der Simulation durchgeführt (Dieckmann, 2018, S. 191). Welches Debriefing-Verfahren das Geeignetere ist, gilt es zukünftig herauszufinden. Aufgrund der geringeren Studienlage und den Gegebenheiten der Schule sowie dem Erfahrungsstand entschied sich die Verfasserin für ein „klassisches" Debriefing am Ende der Simulation. Kutzin und Janicke (2015, S. 299) verweisen in ihrer Studie auf mögliche höhere Lerneffekte durch dieses Verfahren. Deshalb wird es als Alternative in dieser Arbeit genannt.

Eine abschließende Betrachtung des Forschungsprozesses und der Konzepterstellung dieser Masterarbeit zeigt, dass die Entwicklung von Simulationsszenarien größerer zeitlicher Ressourcen bedarf und die Implementierung von Simulationen in den Pflegeunterricht nur durch curriculare Verankerungen möglich und zielführend ist. Ein überregionaler Austausch, wie ihn das SimNat ermöglicht, bieten hier wertvolle Ressourcen für die einzelnen Schulen. Der Forschungsstand zum Thema Simulation in der Pflegeausbildung liefert bereits wesentliche Erkenntnisse. Weitere Forschungen, speziell auf die Pflege bezogen, könnten die Implementierung von Simulationen in die Ausbildung weiter begründen. Auch kann darüber nachgedacht werden, inwieweit der Nachweis über Ausbildungsstunden im Skill- und Sim-Lab gesetzlich gefordert werden könnten.

Zusammenfassend lässt sich festhalten, dass das Lernen durch Skilltrainings und Simulationen ein wichtiges Element in der Pflegeausbildung darstellt und zukünftig einen hohen Stellenwert einnehmen sollte. Das Skills-Lab und Sim-Lab als dritter Lernort bildet eine Brücke zwischen der Theorie und Praxis und schafft neue Lernerfahrungen und -möglichkeiten für Auszubildende in einem geschützten Umfeld. Gerade durch den zunehmenden Personalmangel und den damit verbundenen Konsequenzen für die praktische Ausbildung in der Praxis kann das simulationsbasierte Lernen Auszubildenden Sicherheit für die Praxis geben. Auch wenn es die Anleitung in der Praxis nicht ersetzen soll, stellt es einen eigenen Lernbereich neben der theoretischen und praktischen Ausbildung dar. Für einen gelungenen Einsatz von Simulationen sieht die Verfasserin den Erfahrungsaustausch, den eigenen Erfahrungserwerb sowie die Durchführung weiterer Studien im Zusammenhang mit dem simulativen Lernen in der Pflegeausbildung als essentiell wichtig an. Diese Arbeit soll somit einen Beitrag zur Weiterentwicklung und Implementierung von Skilltrainings und Simulationen leisten und sie verdeutlicht die Wichtigkeit des theoretischen Unterrichts, der Durchführung von Skilltrainings und Simulationen sowie der praktischen Ausbildung zum Kompetenzerwerb und zum Schaffen einer professionellen Ausbildungsstruktur.

Die zentrale Frage konnte durch diese Masterarbeit beantwortet werden und das Hauptziel, ein Konzept anhand eines konkreten Beispiels zu entwickeln, ließ sich realisieren. Auch wenn dies nicht vollumfänglich für die Ausarbeitung der Skilltrainings erfolgen konnte, sieht die Verfasserin ein Simulationskonzept, dass in der Praxis erprobt werden kann und sich durch Erfahrungen in der Durchführung weiter optimieren lässt. Hierzu wäre zukünftig ergänzend die Erhebung von Daten mit einem qualitativen Forschungsansatz gewinnbringend.

Literaturverzeichnis

Ahaus, P., Duwendag, B. & Gustke, H. (Hrsg.) (2020). *Schulinternes Curriculum zur generalistischen Pflegeausbildung*. ZfG.

Ahlers, O. (2018). Der richtige Rahmen entscheidet: curriculare Implementierung der Simulation. In: Pierre, St. M., Breuer, M. (Hrsg.), *Simulation in der Medizin. Grundlegende Konzepte – Klinische Anwendung* (S. 91–96). 2. Aufl.. Berlin: Springer.

Ammende, R., Igl, G., Keogh, J., Müller, K., Reinhart, M., Stöcker, G. (2010). *Pflegebildung offensiv*. Handlungsleitende Perspektiven zur Gestaltung der beruflichen Qualifizierung in der Pflege. Deutscher Bildungsrat für Pflegeberufe (DBR): Berlin.

Anger-Schmidt, F., Fesl, S. (2018). Notwendige räumliche, strukturelle und personelle Ressourcen für einen dritten Lernort. In: Fesl, S., Auböck, U. (Hrsg.), *(K)Ein Dritter Lernort – Erfahrungen, Best Practice Beispiele und aktuelle Befunde aus Österreich* (S. 50–64). Hpsmedia: Nidda.

Aquel, A., Ahmad, M. (2014). *High-Fidelity Simulation Effects on CPR Knowledge, Skills, Acquisition, and Retention in Nursing Students*. Worldviews of Evidence-Based Nursing, 11(6):394–400.

Bortolato-Major, C., Mantovani, M. F., Felix, J. V. C., Boostel, R., Silva, A. T. M., Caravaca-Morera, J. (2019). *Debriefing evaluation in nursing clinical Simulation: a cross-sectional Study*. Revista Brasiliera de Enfermagnem, 72(3):788–794. DOI: https://doi.org/10.1590/0034-7167-2018-0103.

Breuer, G. (2018). Simulators don't teach – Lernprozesse und Simulation. In: Pierre, M., Breuer, G. (Hrsg.). *Simulation in der Medizin. Grundlegende Konzepte – Klinische Anwendung* (S. 75–81). 2. Aufl. Springer: Berlin.

Bundesanzeiger (2017). Gesetz zur Reform der Pflegeberufe (Pflegeberufereformgesetz – PflBRefG). Zugriff am 15.12.2021. Verfügbar unter https://www.bgbl.de/xaver/bgbl/start.xav?start%3D%2F%2F%2A%5B%40attr_id%3D%27bgbl117s2581.pdf%27%5D%23__bgbl__%2F%2F%2A%5B%40attr_id%3D%27bgbl117s2581.pdf%27%5D__1605119152497

Bundesministerium für Familie, Senioren, Frauen und Jugend (bmfsfj) (2020). *Zahl der Auszubildenden in der Pflege steigt*. Zugriff am 31.08.2021. Verfügbar unter BMFSFJ – Zahl der Auszubildenden in der Pflege steigt.

Bundesministerium der Justiz und für Verbraucherschutz (Hrsg.) (k.D.). *Gesetz zur wirtschaftlichen Sicherung der Krankenhäuser und zur Regelung der Krankenhauspflegesätze*

(Krankenhausfinanzierungsgesetz-KHG). Berlin. Zugriff am 20.08.2021. Verfügbar unter https://www.gesetze-im-internet.de/khg/__17a.html

Bundesministerium der Justiz und für Verbraucherschutz (Hrsg.) (2017). *Gesetz zur Reform der Pflegeberufe (PflBRefG)*. Berlin. Zugriff am 22.08.2021. Verfügbar unter https:// www.bgbl.de/xaver/bgbl/start.xav?startbk%3DBundesanzeiger_BGBl%26jumpTo% 3Dbgbl117s2581.pdf%23__bgbl__%2F%2F*%5B%40attr_id%3D%27bgbl117 s2581.pdf%27%5D__1604754167029

Bundesministerium der Justiz und für Verbraucherschutz (Hrsg.) (2018). *Ausbildungs- und Prüfungsverordnung für die Pflegeberufe (PflAPrV)*. Berlin. Zugriff am 22.08.2021. Verfügbar unter https://www.gesetze-im-internet.de/pflaprv/BJNR157200018.html#BJN R157200018BJNG000100000

Darmann-Finck, I. (2009). Interaktionistische Pflegedidaktik. In: Olbrich, C. (Hrsg.). *Modelle der Pflegedidaktik* (S. 1–19). München: Elsevier.

Darmann-Finck, I. (2010). Eckpunkte einer Interaktionistischen Pflegedidaktik. In R. Ertl-Schmuck & F. Fichtmüller (Hrsg.). *Theorien und Modelle der Pflegedidaktik. Eine Einführung* (S. 13–54). Weinheim: Juventa.

Deutsche Gesellschaft zur Förderung der Simulation in der Medizin e.V. (2019). *Erwartungen an einen Schauspielpatienten (SP) für Notfall-Situationen Vorschlag der AG „Simulation in der ambulanten Medizin"*. DGSiM. Zugriff am 27.11.2021. Verfügbar unter https://dgsim.de/download/ampojn6jf2te0idtk5ps2jk7mj1/schauspielpatienten-erw artungen-ag-ambulante-medizin.pdf

Deutscher Qualifikationsrahmen für lebenslanges Lernen (DQR) (Hrsg.). (2013). *Handbuch zum Deutschen Qualifikationsrahmen. Struktur – Zuordnungen – Verfahren – Zuständigkeiten*. Zugriff am 12.12.2021. Verfügbar unter https://www.dqr.de/media/content/DQR_ Hand-buch_01_08_2013.pdf

Deutsches Netzwerk für Qualitätsentwicklung in der Pflege (DNQP) (2020). *Expertenstandard Schmerzmanagement in der Pflege*. Aktualisierung 2020. Osnabrück: Schriftreihe des DNQP.

Dieckmann, P. (2018). Gute Nachrede – Debriefing. In: Pierre, St. M., Breuer, M. (Hrsg.), *Simulation in der Medizin. Grundlegende Konzepte – Klinische Anwendung* (S. 189–213). 2. Aufl. Berlin: Springer.

Ditton, H. (2000). *Qualität und Qualitätssicherung in Schule und Unterricht. Ein Überblick über den Stand der Forschung* (S. 73–92). In: Helmke, A., Hornstein, W. & Terhart, E. (Hrsg.), Qualität und Qualitätssicherung im Bildungsbereich. Weinheim/Basel: Beltz.

Dreifuerst, K. T., Bradley, C. S., Johnson, B. K. (2021). Debriefing: An Essential Component for Learning in Simulation Pedagogy. In: Jeffries, P. R. (Hrsg.). *Simulation in Nursing Education. From Conceptualization to Evaluation* (S. 105–130). 3. Edition. Philadelphia: Wolters Kluwer.

Dorfmeister, M., Mogg, C., Prohaska, S., Stelzhammer, D. (2016). *Einrichtung eines dritten Lernorts – mit Integration von SimulationspatientInnen*. Pädagogik der Gesundheitsberufe. 4(3):21–25.

Elsbernd, A., Bader, K. (2019). *Fertigkeitstraining in der beruflichen und hochschulischen Pflegeausbildung*. Lehren und Lernen im Gesundheitswesen, *3(19)*; 5–15.

Farooq, O., Thorley-Dickinson, V.A., Dieckmann, P., Kasfiki, E., Omer, R., Purva, M., (2017). *Comparison of oral and video debriefing and its effect on knowledge acquisition following simulation-based learning.* BMJ Simulation & Technology Enhanced Learning. 3: 48–53.

Fesl, S. (2018). Der Dritte Lernort / Lernbereich Training und Transfer. In: Fesl, S. (Hrsg.), Auböck, U., *(K)Ein Dritter Lernort – Erfahrungen, Best Practice Beispiele und aktuelle Befunde aus Österreich* (S. 29–37). Nidda: Hpsmedia.

Fickus, P. (2018). Pflegerische Interventionen im Zusammenhang mit der Arzneimittelverabreichung. In: Lauber, A., Schmalstieg, P. (Hrsg.), *Pflegerische Interventionen verstehen* (S. 420–468). 4. Aufl.. Stuttgart / New York: Thieme.

Grande, B., Schick, C., Scherrer, A., Heckel, H., Nef, A., Marty, A., Kolbe, M. (2018). Entwicklung von Simulationsszenarien. In: Pierre, St. M., Breuer, M. (Hrsg.). *Simulation in der Medizin. Grundlegende Konzepte – Klinische Anwendung* (S. 235–247). 2. Aufl.. Berlin: Springer.

Gröne, L., Meyer, D., Bauer, J. (2021). Pflegeschwerpunkt: Postoperative Phase. In: Paetz, B. (Hrsg.). *Chirurgie für die Pflege* (S. 136–138). 24. Aufl..Stuttgart / New York: Thieme.

Haase, O., Haase, U., Schwenk, W. (2009). Präoperatives Vorgehen. In: Schwenk, W., Spies, C., Müller, J. M. (Hrsg.), *Fast Track in der operative Medizin. Perioperative Behandlungspfade für Chirurgie, Anästhesie, Gynäkologie, Urologie und Pflege* (S. 11–28). Heidelberg: Springer.

Hundenborn, G. (2007). *Fallorientierte Didaktik in der Pflege. Grundlagen und Beispiele für Ausbildung und Prüfung.* München: Elsevier.

Hustad, J., Johanessen, B., Fossum, M., Hovland, O. J. (2019). Nursing students' transfer of learning outcomes from simulation-based training to clinical practice: a focus-group study. BMC Nursing. 18(53). DOI: https://doi.org/10.1186/s12912-019-0376-5

Jeffries, P. R., Rodgers, B. (2021). The NLN Jeffries Simulation Theory. In: Jeffries, P. R. (Hrsg.). *Simulation in Nursing Education* (S. 19–30). *From Conceptualization to Evaluation.* 3. Edition. Philadelphia: Wolters Kluwer.

Johnson, K., Scott, A., Franks, L. (2020). *Impact of Standardized Patients on First Semester Nursing Students Self-Confidence, Statisfaction and Communication in an Simulated Clinical Case.* SAGE Open Nursing, 6:1–7. DOI: https://doi.org/10.1177/2377960820930153

Kim, J., Park, J.-H., Shin, S. (2016). *Effectiveness of simulation-based nursing education depending on fidelity: a meta-analysis.* BMC Medical Education, 16:152. DOI:https://doi.org/10.1186/s12909-016-0672-7

KMK (2021). *Handreichung für die Erarbeitung von Rahmenlehrplänen der Kultusministerkonferenz für den berufsbezogenen Unterricht in der Berufsschule und ihre Abstimmung mit Ausbildungsordnungen des Bundes für anerkannte Ausbildungsberufe.* Zugriff am 13.09.2021. Verfügbar unter https://www.kmk.org/fileadmin/Dateien/veroeffentlichungen_beschluesse/2021/2021_06_17-GEP-Handreichung.pdf

Krell, J., Worofka, I., Simon, J., Witttmann, E., Purwins, C., (2015). Herausfordernde Situationen in unterschiedlichen Settings der Pflege älterer Menschen. In: Tramm, T., Fischer, M., Aprea, C. (Hrsg.). *Berufliche Lehr-Lernforschung* (S. 1–24). 28(6). Bwp.

Kruse, A., Klemme, B. (2015). Das Skills-Lab-Konzept – ein sinnvolles Brückenelement in der Ausbildung von Physiotherapeuten. In: Klemme, B., Siegmann, G. (Hrsg.). *Clinical Reasoning. Therapeutische Denkprozesse lernen* (S. 187–194). Stuttgart / New York: Thieme.

Kutzin, J.M., Janicke, P. (2015). *Incorporating rapid cycle deliberate practice into nursing stuff continuing professional development.* Continuing Education in Nursing. 46(7):299–301.

Lee, J., Oh, P. (2015). *Effects oft the use of high-fidelity human simulation in nursing education: a meta analysis.* Journal of Nursing Education. 54(9):501–507. DOI: https://doi. org/10.3928/01484834-20150814-04

Leifeld, L., Germer, C.T., Böhm, S., Dumoulin, F.L., Häuser, M., Kreis, M., Labenz. J., Lembcke, B., Post, S., Reinshagen, M., Ritz, J.-P., Sauerbruch T., Wedel T., von Rahden, BHA, Kruis, W. (2014). *S2k Leitlinie Divertikelkrankheit / Divertikulitis Gemeinsame Leitlinie der Deutschen Gesellschaft für Gastroenterologie, Verdauungs- und Stoffwechselkrankheiten (DGVS) und der Deutschen Gesellschaft für Allgemein- und Viszeralchirurgie (DGAV).).* Zeitschrift für Gastroenterologie 52: 663–710. Stuttgart: Thieme. DOI: https:// doi.org/10.1055/s-0034-1366692

Larsen, R., Klein, M., Müller-Wolff, T. (2016). Aufwachraum. In: Larsen, R. (Hrsg.), *Anästhesie und Intensivmedizin für die Fachpflege* (S. 470–478). Berlin / Heidelberg: Springer.

Löwenstein, M. (2016). *Förderung der Lernkompetenz in der Pflegeausbildung. Lehr-Lern-Kultur durch Lernportfolios verändern.* Wiesbaden: Springer.

Meuser, T. (2016). Anatomie, Physiologie und Pathophysiologie des Schmerzes und Schmerzarten. In: Thomm, M. (Hrsg.), *Schmerzmanagement in der Pflege* (S. 1–11). 2. Aufl. Berlin / Heidelberg: Springer.

Mosalanejad, L., Sobhanian, S., Khodabakhshi Koolaee, A. (2012). *Effect of simulation on students learning and performance.* Middle East Journal of Nursing, 6(3).

Mühlen, v. z. M., Keller, C. (2018). Pflege vor, während und nach Operationen. In: Mühlen, v. z. M., Keller, C. (Hrsg.), *Pflege konkret. Chirurgie Orthopädie Urologie* (S. 91–148). 5. Aufl. München: Elsevier.

Oelke, U., Meyer, H. (2014). *Didaktik und Methodik für Lehrende in Pflege- und Gesundheitsberufen.* Cornelsen: Berlin.

Paetz, B. (2021). Perioperative Grundlagen. In: Paetz, B. (Hrsg.), *Chirurgie für die Pflege* (S. 132–158). 24. Aufl..Stuttgart / New York: Thieme.

Protz, K. (2019). *Moderne Wundversorgung.* 9. Aufl. München: Elsevier.

Radtke, R. (2020). *Bedarf an Pflegekräften in Deutschland bis 2035.* Statista. Zugriff am 31.08.2021. Verfügbar unter https://de.statista.com/statistik/daten/studie/172651/umf rage/bedarf-an-pflegekraeften-2025/#:~:text=Laut%20dem%20Institut%20der%20deut schen,insgesamt%20knapp%20500.000%20Fachkr%C3%A4fte%20vergr%C3%B6% C3%9Fern.

Rahmenlehrpläne der Fachkommission. (2019). *Rahmenlehrpläne der Fachkommission nach §53PflBG.* Zugriff am 20.12.2021. Verfügbar unter https://www.mags.nrw/sites/default/ files/asset/document/geschst_pflgb_rahmenpla ene-der-fachkommission.pdf

Raue, W., Schwenk, W., Hensel, M., Spies, C. (2009). Postoperatives Vorgehen. In: Schwenk, W., Spies, C., Müller, J. M. (Hrsg.), *Fast Track in der operative Medizin. Perioperative Behandlungspfade für Chirurgie, Anästhesie, Gynäkologie, Urologie und Pflege* (S. 49–62). Heidelberg: Springer.

RKI (2017). *Prävention von Infektionen, die von Gefäßkathetern ausgehen. Teil 2 – Periphervenöse Verweilkanülen und arterielle Katheter Empfehlung der Kommission für Krankenhaushygiene und Infektionsprävention (KRINKO) beim Robert Koch-Institut.* Bundesgesundheitsblatt, 60, 207–215.

RKI (2018). *Prävention postoperativer Wundinfektionen. Empfehlung der Kommission für Krankenhaushygiene und Infektionsprävention (KRINKO) beim Robert-Koch-Institut.* Bundesgesundheitsblatt, 61 (4), 448–473.

Rüsch, D., Eberhart, L., Wallenborn, J., Kranke, P. (2010). *Übelkeit und Erbrechen nach Operationen in Allgemeinanästhesie. Eine evidenzbasierte Übersicht über Risikoeinschätzung, Prophylaxe und Therapie.* Deutsches Ärzteblatt, 107 (42), 733–41. doi: https://doi.org/10.3238/arztebl.2010.0733

Sack, A. (2018). *Aseptischer Verbandswechsel – Schritt für Schritt.* Krankenhaushygiene up2date, 13, 132–137.

Sahmel, K-H. (2009). *Pflegerische Kompetenzen fördern. Pflegepädagogische Grundlagen und Konzepte.* Kohlhammer: Stuttgart.

Schaeffer, D. (2006). Wissenstransfer in der Pflege – ein Problemaufriss. In: Schaeffer, D. (Hrsg.), *Wissenstransfer in der Pflege. Ergebnisse eines Expertenworkshops* (S. 1–14). IPW: Bielefeld. Zugriff am 12.12.2021. Verfügbar unter https://uni-bielefeld.de/fakult aeten/gesundheitswissenschaften/ag/ipw/downloads/ipw-133.pdf

Schipf, J. (2021). *Vernetzte Pflegeausbildung gestalten. Eine Interviewstudie über die Einflussfaktoren zur Integration des dritten Lernortes Skills-Lab in die generalistische Pflegeausbildung.* Norderstedt: BoD.

Schlegel, C., Schaer, U-B., Droz, M. (2020). *High-Fidelity-Simulationen in der Pflegeausbildung.* Bern: hep.

Schmal, J. (2017). *Unterrichten und Präsentieren in Gesundheitsberufen: Methodik und Didaktik für Praktiker.* Springer: Berlin.

Schröppel, H. (2020). Simulation und Skill-Training – Relevanz für die Lehre und die Praxis. In: Fakultät Gesundheit und Pflege der Katholischen Stiftungshochschule München (Hrsg.), *25 Jahre Pflege studieren – Über Umwege und neue Horizonte* (S. 193–202). Eine Fest-Schrift. Berlin, Boston: De Gruyter Oldenbourg.

Schröppel, H. (2021). Theoretische Grundlagen und Methode. In: Kerres, A.,Wissing, C., Wershofen, B. (Hrsg.), *Skillslab in Pflege und Gesundheitsberufen. Intra- und interprofesionelle Lehrformate* (S. 13–34). Berlin: Springer.

Schmal, J. (2015). *Infusionen richten.* Heilberufe / Das Pflegemagazin, 67(1), S. 43–44.

Schneider, K., Kuckeland, H., Hatziliadis, M. (2019). *Berufsfeldanalyse in der Pflege. Ausgangspunkt für die curriculare Entwicklung einer generalistisch ausgerichteten Pflegeausbildung.* Zeitschrift für Berufs- und Wirtschaftspädagogik. 115, 6–38. doi: https://doi.org/10.25162/ZWB-2019-0001

Schwermann, M. (2021). Szenariobasierte Simulation für die palliative Versorgung. In: Kerres, A.,Wissing, C., Wershofen, B. (Hrsg.), *Skillslab in Pflege und Gesundheitsberufen. Intra- und interprofesionelle Lehrformate* (S. 75–88). Berlin: Springer.

Schwermann, M., Loewenhardt, C. (2021). SimNAT Pflege – Simulations-Netzwerk Ausbildung und Training in der Pflege. In: Kerres, A.,Wissing, C., Wershofen, B. (Hrsg.), *Skillslab in Pflege und Gesundheitsberufen. Intra- und interprofesionelle Lehrformate* (S. 1–12). Berlin: Springer.

Siebert, J., Frey, L., Beeh, S., Stiefvater, E., Bürkle, L., Schumann, H., (2018). *Simulationstraining in der Pflegeausbildung. Evidenz und Erfahrungen mit einer Lehremethode.* Pädagogik der Gesundheitsberufe, 5(1), S. 59–65. doi: 10293.000/30000-1546

SimNAT, (2020). *Handlungsempfehlung zur Entwicklung und zum Aufbau eines Simulationslabors.* Simulations-Netzwerk Ausbildung und Training in der Pflege.

SimNAT, (k.D.). *Leitlinie. Simulation als Lehr-Lernmethode.* Simulations-Netzwerk Ausbildung und Training in der Pflege.

Stahl, E. (2002). Dynamik in Gruppen. Handbuch der Gruppenleitung. (2. Aufl.). Basel: Beltz.

Stayt, L. C., Merriman, C., Ricketts, B., Morton, S., & Simpson, T. (2015). *Recognizing and managing a deterioratin patient: a randomized controlled trial investigating the effectiveness of clinical simulation in improving clinical performance in undergraduate nursing students.* Journal of Advanced Nursing, *71* (11), S. 2563–2573.

Stein, D., Schwerdtfeger, K., Nickel, E. A., Russo, S. G. (2018). Wie im wahren Leben: Simulation und Realitätsnähe. In: Pierre, St. M., Breuer, M. (Hrsg.). *Simulation in der Medizin. Grundlegende Konzepte – Klinische Anwendung* (S. 131–142). 2. Aufl.. Berlin: Springer.

Themm, C. (2018). Vorwort. In: Fesl, S., Auböck, U. (Hrsg.), *(K) Ein Dritter Lernort – Erfahrungen, Best Practice Beispiele und aktuelle Befunde aus Österreich* (S. 23). Hpsmedia: Nidda.

Thomm, M. (2016). Schmerzanamnese, Methoden zur Schmerzerfassung und Dokumentation. In: Thomm, M. (Hrsg.), *Schmerzmanagement in der Pflege* (S. 13–22). 2. Aufl. Berlin / Heidelberg: Springer.

Thomseth, E., Kirsten, A., Ostheimer-Koch, M. (o.J.). *Fallstudie. Integration der Simulation in den Lehrplan für Gesundheits- und Krankenpflege.* Laerdal: Norwegen. Zugriff am 11.09.2021. Verfügbar unter Case-Study-der-Berufsfachschule-f%c3%bcr-Krankenpflege-Kempten.pdf (laerdal.com)

Wagner, B., Paetz, B. (2021). Postoperative Schmerzen. In: Paetz, B. (Hrsg.), *Chirurgie für die Pflege* (S. 140–141). 24. Aufl..Stuttgart / New York: Thieme.

Wissing, C., Kerres, A. (2020). Das SimLab im Studium – macht das Sinn?. In: Fakultät Gesundheit und Pflege der Katholischen Stiftungshochschule München (Hrsg.), *25 Jahre Pflege studieren – Über Umwege und neue Horizonte* (S. 203–208). Eine Fest-Schrift. Berlin, Boston: De Gruyter Oldenbourg.

Yuan, H., Williams, B. Fang, J., Ye, Q. (2012). *A systematic review of selected evidence on improving knowledge and skills through high-fidelity simulation.* Nurse Education Today 32(3):294–8. DOI: https://doi.org/10.1016/j.nedt.2011.07.010

Zeman, P. (2004). *Interkulturelle Kompetenz und Pflegequalität.* Informationsdienst Altersfragen (S. 2–5). Deutsches Zentrum für Altersfragen (Hrsg.), 2 (31). Zugriff am 12.12.2021. Verfügbar unter https://www.dza.de/fileadmin/dza/Dokumente/Informations dienst_Altersfragen/Informationsdienst_Altersfragen_Heft_02_2004.pdf

Zentralschule für Gesundheitsberufe (2020). Ausbildung. Zugriff am 02.01.2022. Verfügbar unter https://www.zfg-muenster.de/ausbildung-in-der-pflege

Printed in the United States
by Baker & Taylor Publisher Services